日系经典·手把手学超声系列

ULTRASONOGRAPHY FOR GYNECOLOGY

手把手学妇科超声

·中文翻译版·

主　审　〔日〕狩野 有作

著　者　〔日〕宇治桥 善胜

主　译　朱云晓　谢红宁

译　审　吕明德

科　学　出　版　社

北　京

图字：01-2017-8481 号

内 容 简 介

本书作为一本入门级的妇科超声实用手册，全书分3章（基础知识、检查程序和病例学习）进行介绍，其中病例学习部分涉及70余种临床常见病例，提供了妇科常见疾病的临床要点与经腹部超声图像及解析，并且配列对应的MRI或CT图像，提供了妇科疾病的对比影像学信息。本书适合妇科、超声科工作者参考。

图书在版编目（CIP）数据

手把手学妇科超声 /（日）宇治桥 善胜著；朱云晓，谢红宁主译 . —北京：科学出版社，2023.10

（日系经典 . 手把手学超声系列）

ISBN 978-7-03-076778-3

Ⅰ . ①手… Ⅱ . ①宇… ②朱… ③谢… Ⅲ . ①妇科病－超声波诊断 Ⅳ . ① R711.04

中国国家版本馆 CIP 数据核字（2023）第 193654 号

责任编辑：高玉婷 郭 威 / 责任校对：张 娟
责任印制：师艳茹 / 封面设计：龙 岩

科 学 出 版 社出版
北京东黄城根北街 16 号
邮政编码：100717
http://www.sciencep.com

北京画中画印刷有限公司 印刷
科学出版社发行 各地新华书店经销
＊

2023 年 10 月第 一 版 开本：787×1092 1/16
2023 年 10 月第一次印刷 印张：16
字数：268 000

定价：168.00 元
（如有印装质量问题，我社负责调换）

译者前言

妇科超声对于妇产科临床疾病诊疗的重要性是不言而喻。近二十年随着超声技术的迅猛发展，经阴道或经直肠腔内超声的普及使用，妇科超声诊断的准确性得到很大程度的改善。但是在国内，女性患者对经腔内超声检查有一定的顾虑与恐惧，往往要求进行经腹部超声检查。另外，除了妇产科医师，其他临床专科或者急诊科医师也会为女性患者开出经腹部的盆腔超声检查单，尤其是患者有急腹症、消化道肿瘤或其他全身性疾病时，医师往往注明要了解子宫及双附件有无肿块等病变。超声医师面对这些经腹部妇科超声检查单时，可以通过结合患者病史，腹部超声详细扫查后给予超声诊断，为临床提供及时有效的影像信息。

这本日系经典手把手教你做超声之妇科超声检查手册，我在接手翻译工作，认真阅读完此书后，发现其不仅浅显易懂，而且内容都是对妇科超声诊断很有用的基础知识、图像分析技能及相当全面的病例超声与MRI/CT图像对照，学习后感觉干货满满，有一种茅塞顿开的感觉。于是将其翻译成中文出版，希望能让它对妇科、超声科读者带来帮助。

中山大学附属第七医院　朱云晓

2023年9月7日于深圳

原 书 序

　　近年来，随着临床医学分科更为细致，医疗质量除了追求先进的诊治手段，更重视诊疗的高效性。随着以循证医学为基础的医疗普及，临床检查手段的重要性日益突出。2005年日本的控制医疗成本要求的政策出台后，明确了代谢综合征（内脏脂肪综合征）的诊断标准，并要求控制群体血糖、血脂和血压。从2008年4月开始，对40～74岁的医疗保险者实施强制性的身体检查以预防代谢综合征。由此可见，临床检查不仅在治疗医学，且在预防医学的重要性日渐突出。例如，血管领域的超声检查，作为动脉硬化的诊断和治疗效果的评价方法，对其需求在不断增加。

　　在各种影像学检查方法中，具有无创、快捷优势的超声检查发挥着重要的作用。事实上，与体检一样，对于临床各学科中器官功能的评估、疾病的诊断，超声检查都是必不可少的。甚至在急性病症的诊断、儿科、胃肠道和妇科领域中，超声检查都是不可或缺的，也被用来作为诊查病因的手段。此外，在治疗方面，超声还被用于泌尿系统、胆道系统的体外冲击波碎石术、子宫肌瘤的体外超声聚焦消融术等。因此，超声在医疗诊治方面具有重大的必要性和临床意义。超声医师的人才培养和保证超声检查的准确性显得尤为重要。

　　该书内容是关于利用超声设备进行妇科（子宫、卵巢）超声检查，由北里大学医学院临床检查部超声检查室宇治桥善胜先生编著。内容包括妇科领域的解剖生理、肿瘤的组织类型及进展期分类等基础知识、超声检查的程序和技巧，以及结果报告书写方法等超声检查的基本知识。文章内容清晰简要。特别是，该书将病例的超声检查所见与其他影像学检查表现（CT、MRI）对照展示，并对其特点进行详细解说。

　　该书对于进行妇科超声检查的临床技师和医师来说可以提高其操作技能和诊断信心，值得推荐。

北里大学医学院临床检查部

狩野 有作

原书前言

导致女性下腹痛的原因不仅是妇科疾病，还包括与外科、内科、儿科、泌尿外科等相关的各类疾病。

患者若有明确的症状或病因时，可以考虑咨询妇科专家。但是一般情况下首先会就诊普通内科，此时，为了寻找腹痛的原因，医师必然会要求行急诊超声检查。接诊的腹部超声检查人员，则必须要掌握内科、外科等领域全面的知识和技术。

目前的现状是，一方面，妇科疾病诊断的主要手段是经阴道超声检查，另一方面，专门从事腹部超声检查的人员对妇科疾病的知识和经验非常局限。

有一种众所周知的说法，"见到一位女性来看病，就要考虑她是否怀孕了"。这是诊察育龄期女性时必备的常识，也是根据多种情况总结的经验之一。

进行腹部超声检查的人员，必须对每位育龄期女性的超声检查做到如以上所说的那样，排除妊娠的可能性和妇科疾病。如遇上知识和经验不足者，将是患者的不幸。因此超声检查人员必须要不懈努力，通过书籍和讲座等积累临床经验。

本书针对妇科超声的初学者和缺乏妇科临床经验的超声检查人员，提供女性生殖器官的解剖和性周期、性别的分化等与超声相关的基础知识，同时介绍子宫和卵巢的经腹超声检查技术的实践方法，以及典型病例的影像学表现。

希望本书能被腹部超声检查者广泛学习和应用，以助改善诊断效率和治疗效果。

宇治桥 善胜

2009 年

第一章
基础知识

女性生殖器官的解剖

◆ 子宫的解剖（图1-1）

- 子宫是一个中空的器官，由肥厚的肌层围绕而成，位于盆腔中央，居于膀胱后方、直肠前方。

- 育龄期女性的子宫有鸡蛋大小，呈梨形，宫腔长度约7cm，重量为60～70g。

- 子宫的上部分约2/3称为子宫体部，下部分1/3为子宫颈部。

- 子宫体部的上部有输卵管入口，其上方部分称为子宫底，子宫颈部的下半部分向阴道内突出，即为子宫阴道部。

- 子宫体部与子宫颈部的移行部称为子宫峡部，即位于解剖学的子宫内口与组织学（产科学）的子宫内口之间。非妊娠时的长度约1cm，妊娠末期可延长至10cm左右。

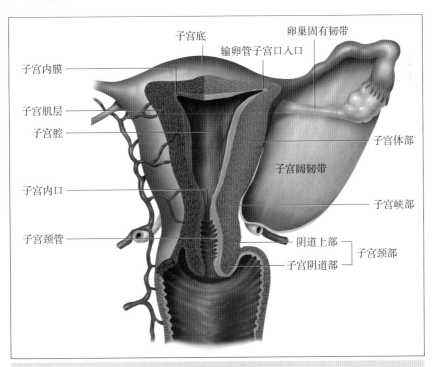

图1-1　子宫与周边器官的位置关系示意图（冠状切面）

◆ 子宫壁的结构（图 1-2）

- 子宫壁由子宫内膜、子宫肌层及子宫外膜三层构成。
- 子宫体的平滑肌层较厚，厚度在 12～15mm。平滑肌纤维沿子宫长轴呈环状走行，妊娠时平滑肌细胞增生，肌层厚度也明显增加。而子宫颈部的平滑肌较少，结缔组织较多，妊娠时不伸展。

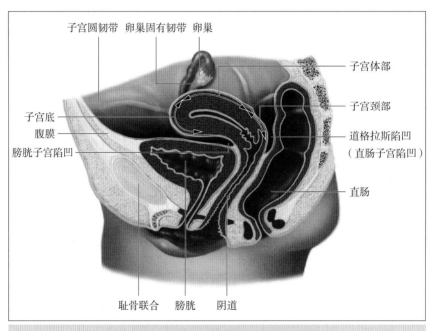

图 1-2　子宫与周边器官的位置关系示意图（正中矢状切面）

◆ 子宫的生理位置

- 子宫的生理位置一般呈前倾前屈位（图1-3）。
- "倾"是指子宫颈部纵轴与阴道纵轴之间形成角度，"屈"是指子宫体部纵轴与子宫颈部纵轴之间形成角度。
- 子宫颈部纵轴与阴道纵轴形成70°～100°的前倾状态。
- 子宫体部相对于子宫颈部向前屈曲形成100°～140°的前屈状态。
- 膀胱空虚时前倾前屈，膀胱充盈时子宫纵轴与阴道纵轴大致平行，膀胱充盈而直肠空虚时子宫体呈后倾。
- 子宫体部纵轴相对子宫颈部纵轴向后方屈曲的状态称为子宫后屈，子宫颈部纵轴向后方倾斜的状态称为子宫后倾。

◆ 子宫的支持组织（图1-4）

- 子宫体部的固定：子宫阔韧带、子宫圆韧带、卵巢固有韧带。
- 子宫颈部的固定：子宫主韧带（子宫颈横韧带）、膀胱子宫韧带、子宫骶韧带。
- 子宫颈部的左右、前后均被韧带固定，所以其活动性不如子宫体部。

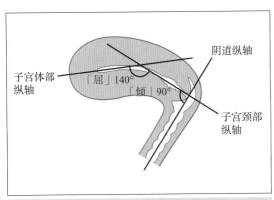

图1-3 子宫的姿势（前倾前屈）

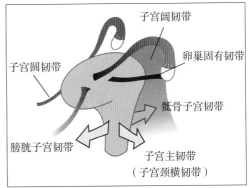

图1-4 子宫的支持组织

◆ 子宫的组织学特征

- 子宫体部的黏膜称为子宫内膜，子宫颈部的黏膜称为宫颈内膜。

- 子宫内膜的细胞是柱状上皮细胞，宫颈内膜的细胞是高柱状上皮细胞。

- 子宫内膜与宫颈内膜的移行处是组织学的子宫内口，解剖学的子宫内口位于前者的上方。

- 宫颈内膜在宫颈外口附近与子宫阴道部的被覆阴道上皮交界，两者的接合部为鳞-柱交接部（squamo-columnar junction，SCJ），组织类型可发生变化（图1-5）。

- SCJ可随着年龄变化，性成熟阶段雌激素促进宫颈内膜增殖使其移至宫颈外口，绝经后则向宫颈管内移行（图1-6）。

- SCJ是癌症的好发部位。

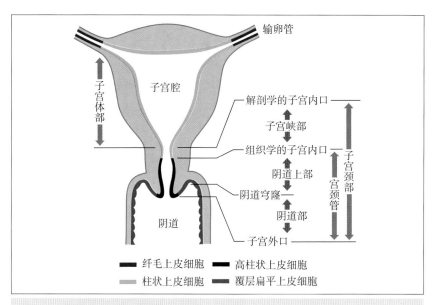

图1-5　子宫的组织学特征示意图

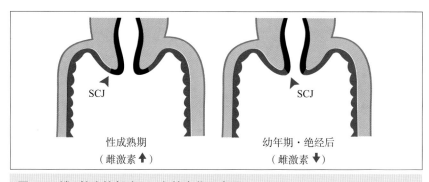

图1-6　鳞-柱交接部（SCJ）的变化示意图

◆ 宫颈癌的好发部位：鳞－柱交接部（SCJ）

- SCJ的迁移是由于雌激素的作用使宫颈管内膜向外推进、外翻而发生。
- SCJ的柱状上皮细胞下方的未分化细胞是储备细胞，当化生为鳞状上皮细胞时，其上方的柱状上皮细胞逐渐移开。研究显示，鳞状上皮化生的过程中易发生癌变。
- 据报道，人乳头瘤病毒（human papilloma virus，HPV）感染可促进鳞状上皮化生的过程中发生癌变，因此性行为引起的HPV感染增加了宫颈癌发病的可能性。
- 宫颈癌中约85%为鳞状上皮癌，SCJ是其好发部位。

◆ 腹膜

- 腹膜分为覆盖于器官的脏腹膜与覆盖于体壁的壁腹膜，若脏腹膜下方的结缔组织内含有血管与神经，继而连接器官，此脏腹膜形成韧带（图1-7）。
- 腹膜之间封闭的空间即为腹膜腔。
- 此空间内含有少量的浆液，当浆液异常积聚时即形成腹水。

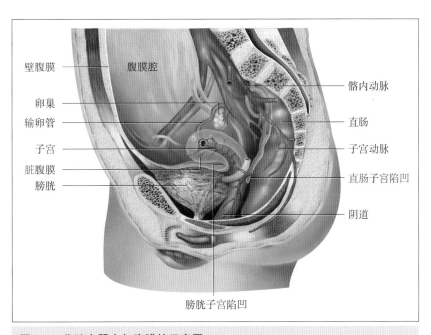

图1-7　盆腔内器官与腹膜的示意图

- 子宫和输卵管被整片的腹膜（子宫阔韧带）覆盖。
- 卵巢表面一部分由子宫阔韧带后叶与卵巢系膜连接披覆，部分未被披覆而暴露于腹膜腔，大部分卵巢是未被腹膜覆盖的。
- 卵巢、输卵管位于腹腔内，子宫位于腹膜后。

◆ 膀胱子宫陷凹和直肠子宫陷凹（道格拉斯陷凹）

- 子宫阔韧带前叶在子宫颈部的上方向上反折，移行至覆盖于膀胱底的腹膜，这一腹膜反折部分称为膀胱子宫陷凹。
- 子宫阔韧带后叶的最下端降至最低处，覆盖于阴道穹窿后反折移行至覆盖于腹壁的腹膜，这一腹膜反折部分称为直肠子宫陷凹，即道格拉斯陷凹。
- 直肠子宫陷凹是仰卧位和立位姿势时腹膜腔的最低处，腹水容易潴留于此，是临床上的重要部位。

◆ 卵巢和输卵管

- 输卵管的漏斗部末端称为输卵管伞部，它的形状似乎包绕着卵巢，但是并不直接接触卵巢。
- 女性的腹腔是通过输卵管腔、子宫腔、阴道与外界相通的，与男性腹腔不同。
- 不可思议的是，排卵时，卵巢向腹腔内排出卵子，很快被输卵管的漏斗部吸收。但是输卵管上皮纤毛并不纤弱，可以阻止腹腔内的液体向子宫倒流。输卵管伞部只是不完全地隔空包绕卵巢，但排出的卵子就像一个球进入了大漏斗，轻易地即被吸入。

◆ 卵巢的解剖（图1-8）

- 卵巢位于女性盆腔下部的卵巢窝内。育龄期女性卵巢的大小随着月经周期而出现明显的变化，通常呈扁平椭圆形，如拇指头大小，重4～10g。

- 未妊娠期间，卵巢的长轴呈垂直位，如图1-8的右侧卵巢，妊娠时卵巢接近水平位，如图1-8的左侧卵巢。生育后由于子宫阔韧带松弛，卵巢位置略有移动，有时可降至直肠子宫陷凹。

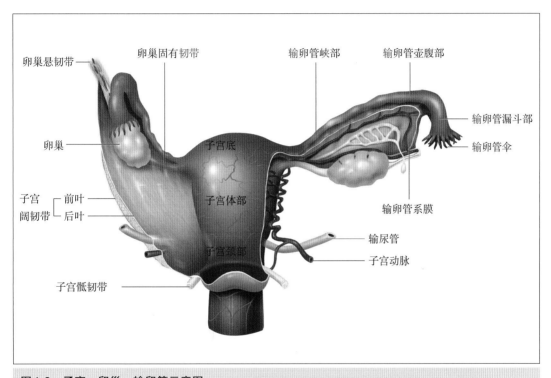

图1-8　子宫、卵巢、输卵管示意图

◆ 卵巢的附属结构

- 胚胎发育过程中，逐渐消退的生殖管遗迹被认为是卵巢系膜内的附属结构（参见图1-17）。

- 卵巢上体：中肾管（Wolff管）的遗迹。

- 泡状垂体（Morgagni小泡）：相当于男性的附睾头。

- 卵巢上体纵管（Garnter管）：相当于男性的输精管。

◆ 卵巢的支持组织

- 卵巢上端与骨盆侧壁之间：骨盆漏斗韧带（卵巢悬韧带）。
- 卵巢下端与子宫之间的固定：卵巢固有韧带。

卵巢悬韧带既有结缔组织，又包含神经和卵巢动静脉。

◆ 子宫阔韧带（图1-9）

- 子宫阔韧带包括覆盖于子宫前面的腹膜（前叶）和覆盖于其后面的腹膜（后叶），两层腹膜在子宫的左右两侧融合在一起。
- 子宫阔韧带在子宫的左右两侧的部分为子宫系膜，系膜的上缘包绕输卵管的部分称为输卵管系膜。子宫阔韧带后叶附着在卵巢的部分称为卵巢系膜。
- 卵巢除了与卵巢系膜接触的部分，其余部分则暴露于腹膜腔。卵巢系膜附着的卵巢部分称为卵巢门，内部包含出入卵巢的血管、神经和淋巴管。
- 子宫阔韧带的前叶和后叶之间为结缔组织，与子宫两侧连接的结缔组织称为子宫旁组织，含有子宫动静脉及神经。

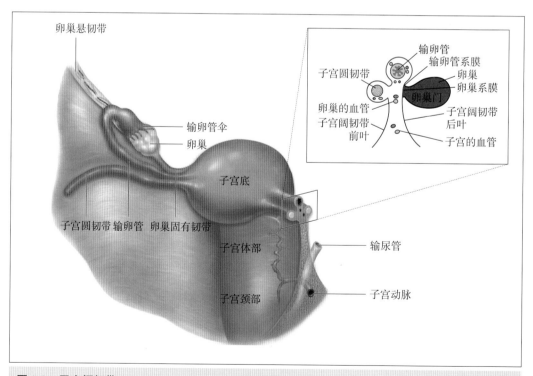

图1-9　子宫阔韧带

◆ 输卵管的解剖（图1-10）

- 输卵管是腹腔内走行于子宫阔韧带上缘的长10～12cm的管道。

- 从输卵管的子宫开口向外，依次分为输卵管子宫部（间质部）、峡部、壶腹部及输卵管漏斗部，输卵管漏斗的末端称为输卵管伞。

- 壶腹部约占输卵管全长的2/3，是受精的场所。壶腹部的输卵管皱襞发达且分支复杂。

- 子宫部（间质部）是穿过子宫壁的狭窄部分，长1～2cm，通过此处的精子数量明显减少。

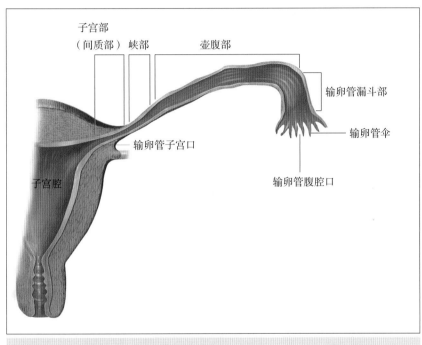

图1-10 输卵管解剖示意图

◆ 输卵管的分泌液

- 输卵管分泌液随着输卵管上皮的纤毛运动自壶腹部向峡部流动，输卵管壁平滑肌的蠕动促进其流动。

- 分泌液的流动可将受精卵自壶腹部运送至子宫腔，受精卵在受精后5.5天到达子宫底部附近。

- 在此期间，输卵管分泌液同时还为受精卵提供营养。

◆ 盆腔内走行的血管（图 1-11）

- 卵巢动脉与子宫动脉（上行支）吻合。
- 卵巢动脉是腹主动脉的直接分支。
- 子宫动脉是髂内动脉的分支，在子宫内口稍高水平分为上行支与下行支，上行支沿着子宫侧边蜿蜒上行，并发出多个分支。
- 卵巢门内的静脉属于子宫阔韧带中的蔓状静脉丛，1～2 支汇合后形成卵巢静脉。
- 左侧卵巢静脉汇入左肾静脉，右侧卵巢静脉直接汇入下腔静脉。

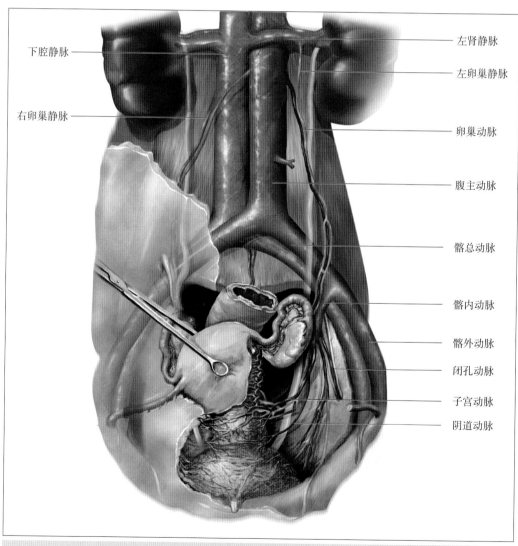

左肾静脉

左卵巢静脉

卵巢动脉

腹主动脉

髂总动脉

髂内动脉

髂外动脉

闭孔动脉

子宫动脉

阴道动脉

下腔静脉

右卵巢静脉

图 1-11　盆腔内血管

◆ 盆腔内的淋巴系统（图1-12）

- 卵巢、输卵管淋巴液经沿卵巢动静脉走行的淋巴管汇入腹主动脉旁淋巴结。
- 子宫的淋巴液可到达主韧带淋巴结、闭孔淋巴结、髂内和髂外淋巴结、腹主动脉旁淋巴结、骶淋巴结及腹股沟淋巴结。
- 这些淋巴结与子宫癌和卵巢癌的转移有重要关系。

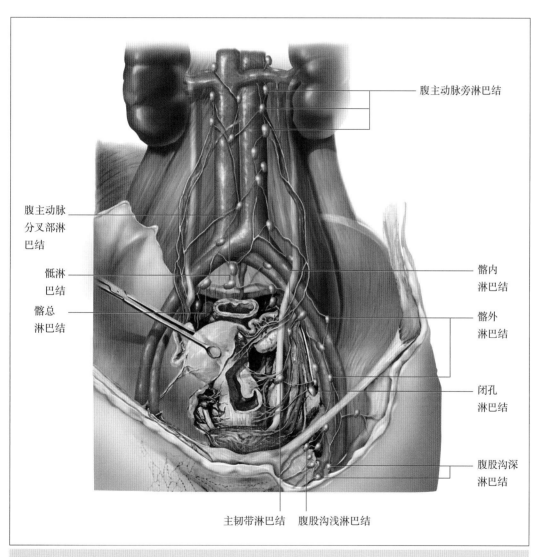

图1-12 盆腔内的淋巴系统

女 性 周 期

◆ 月经周期（图1-13）

- 月经是子宫内膜按照一定周期反复出现出血的现象。

- 月经周期由下丘脑-腺垂体-卵巢轴支配调节。

- 子宫内膜的周期性变化是由于卵巢激素（雌激素、孕激素）的变化导致的。

- 月经周期从月经的第1日开始计，大多数为28～30日，出血持续时间3～6日，出血量为50～250g，月经血的凝固性较低。

- 月经周期的长短主要与增殖期的时间长短有关，分泌期约达2周。

◆ 卵巢激素与子宫出血的关系

卵巢激素变化导致的子宫出血，大致分为撤退性出血与突破性出血两种。

1.撤退性出血

- 激素撤退的目的是引起子宫内膜剥离出血。

- 通常情况下，由于孕激素和雌激素水平下降引起子宫内膜剥离及出血（月经）。

- 无排卵时无孕激素分泌，仅有雌激素消退，也可以使增生的子宫内膜剥离出血。

2.突破性出血

- 无排卵的情况下，雌激素持续分泌，过度增殖的子宫内膜可剥离出血。

- 突破性出血常发生子宫内膜增殖症。

◆ 增殖期（卵泡期）：月经周期的第 5 ~ 14 日

- 月经结束后至排卵期间约 10 日。
- 相当于卵巢周期的卵泡期。
- 腺垂体分泌卵泡刺激素（follicle stimulating hormone，FSH）刺激卵泡发育，而伴随卵泡成熟，雌激素分泌量也逐渐增加，子宫内膜渐渐增厚，新的功能层形成并有螺旋动脉进入。
- 血中雌激素浓度在一定期间持续高值，引起下垂体分泌黄体生成素（LH），后者是引起排卵的关键激素。排卵后的卵泡衍变成黄体，分泌孕激素与雌激素。
- 子宫内膜在孕激素的作用下发生分泌期改变。

◆ 分泌期（黄体期）：月经周期的第 15 ~ 28 日

- 排卵后至下次月经开始之间的时间，相当于卵巢周期的黄体期。
- 排卵后的子宫内膜持续增生，排卵后第 2 日开始，雌激素的作用被急剧增长的孕激素所抑制。
- 孕激素的主要作用是促进内膜腺体的分泌。
- 腺上皮细胞的基底部积聚富含糖原的分泌物，并向腺体腔内分泌黏液。
- 排卵后 7 日左右（卵子已经到达子宫），内膜腺体充满分泌物而显著扩张、屈曲延长。
- 内膜呈水肿状态，内部富含糖原和脂质及酶，为受精卵的着床和发育提供合适的环境。

◆ 月经期：月经周期的第 1 ~ 4 日

- 在未妊娠的情况下，黄体在排卵后 12 日左右开始萎缩，雌激素与孕激素的分泌急剧下降。
- 上述的结果引起了内膜组织的血液循环变化，功能层坏死、剥离，继而血液和黏膜都一起排出子宫外（月经）。
- 月经的发生机制包括血管挛缩学说和乙酰胆碱学说。

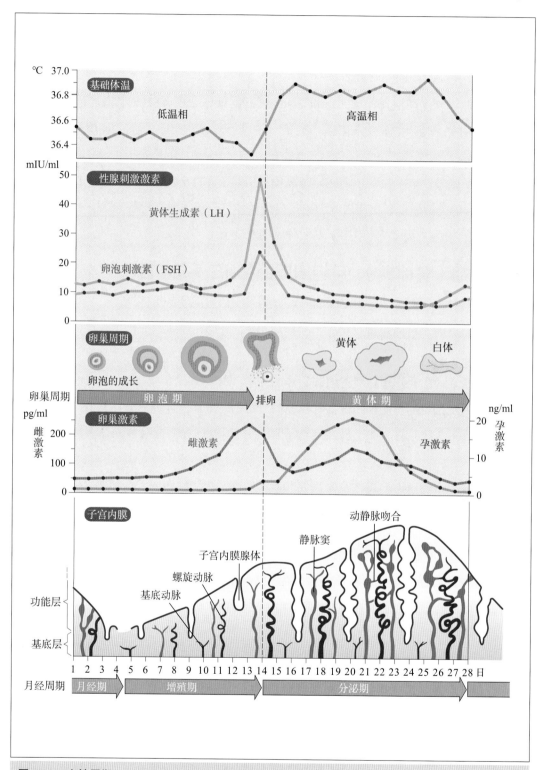

图1-13 女性周期

◆ 卵巢的周期变化（图 1-14）

卵巢里重复进行着从卵泡成熟→排卵→黄体形成→白体形成的周期。

（1）原始卵泡：由一层扁平的卵泡上皮细胞围绕而成。

（2）初级卵泡：原始卵泡开始生长，卵泡上皮细胞变成立方体形状，层数也在增加。

（3）次级卵泡：重叠的卵泡上皮细胞被称为颗粒细胞，颗粒细胞之间含雌激素的卵泡液进一步充满卵泡内腔。卵泡膜增厚后出现内卵泡膜和外卵泡膜两层结构，内卵泡膜细胞结构称为卵泡膜细胞。

（4）优势卵泡：同时开始成长的约10个的卵泡群中，生长最快的成为优势卵泡。优势卵泡通过自身分泌的雌激素增强对FSH的敏感性。

（5）成熟卵泡（Graaflan卵泡）：排卵前的优势卵泡直径可达15～20mm。黄体生成素（luteinizing hormone，LH）刺激卵泡液急剧增加，卵泡壁变薄，卵母细胞位于卵泡内腔的一角形成卵丘。同时开始成长的多个卵泡中，通常只有1个卵泡能完全成熟并排卵。

（6）卵子：是最大的正常人体细胞，寿命一般在48小时以内或更短。排卵时仍然包裹在颗粒细胞之内。

（7）闭锁卵泡：成熟卵泡排卵后，其他卵泡的成长过程就此结束，退化成闭锁卵泡。随着年龄的增长，退化的原始卵泡逐渐减少，月经量也随之减少。

（8）黄体：排卵后24～96小时后黄体形成，黄体的寿命是恒定的14日。黄体分泌雌激素和孕激素两种激素，黄体期中期是两种激素的分泌高峰，最后退化成白体。

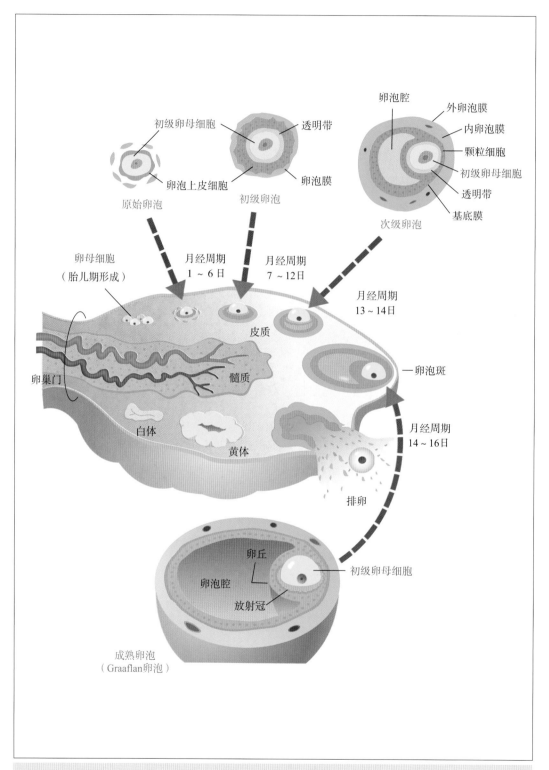

图1-14 卵泡的成长

◆ 内分泌功能 (图 1-15)

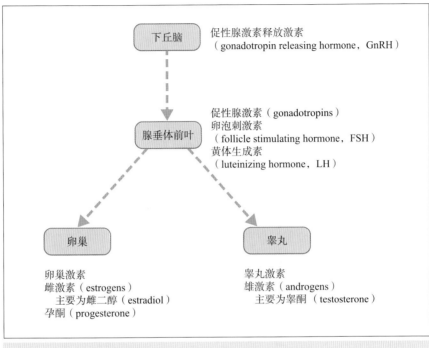

图 1-15 性激素调节机制

◆ GnRH

- 是促性腺激素释放激素（gonadotropin releasing hormone）的简称。
- 为下丘脑分泌的促性腺激素释放激素，促进腺垂体前叶的卵泡刺激素（follicle stimulating hormone，FSH）和黄体生成素（luteinizing hormone，LH）的分泌。

◆ 促性腺激素

- 腺垂体前叶分泌的促性腺激素（gonadotropin）包括 FSH 和 LH。
- FSH 与 LH 共同作用使成熟卵泡排卵。
- FSH 的作用：促进卵泡的发育和卵泡产生激素。
- LH 的作用：促进黄体的发育。

◆ 性激素

- 女性的性激素是由卵巢分泌的激素，包括雌激素（卵泡激素），孕酮（孕激素）。

- 雌激素对GnRH和LH的分泌起正反馈作用，对FSH的分泌起负反馈作用。

- 绝经后或特纳（Turner）综合征患者雌激素分泌不足，低水平状态使血中FSH、LH呈高值。

- 妊娠时，血中雌激素呈高值，故FSH和LH呈低值。

- 服用甾体类避孕药使血中FSH呈低值。

◆ 卵巢激素的作用（表1-1）

表1-1 卵巢激素的作用

	雌激素	孕激素
子宫内膜	内膜增殖	分泌期-蜕膜样变化
宫颈管黏膜	促进黏液分泌	黏液黏稠度增加
子宫肌层	发育、肥大	收缩抑制
阴道黏膜	角化、增殖	变薄
乳腺	乳腺管增生	腺体增生
基础体温	下降	上升

◆ 基础体温

- 监测基础体温基于孕激素可使基础体温升高。

- 低温相和高温相的温度差在0.3℃以上。

- 增殖期（卵泡期）＝低温相，分泌期（黄体期）＝高温相。

- 可用于排卵的诊断，黄体功能不全的诊断及妊娠的诊断。

◆ 子宫内膜的解剖和周期变化（图 1-16）

- 生育年龄女性的子宫内膜表现为周而复始的增殖和剥离（月经）周期，厚度在 0.5 ～ 7mm 变化。

- 子宫内膜位于子宫腔壁，包括致密层、海绵层和基底层，前两者合称为功能层。

- 月经时功能层剥脱，而基底层不剥脱。

- 功能层由螺旋动脉、基底层由基底动脉供给营养。

- 功能层的形态随月经周期发生显著的变化，雌激素的作用使其增殖，排卵后受到雌激素和孕激素的作用转变为分泌期，此时功能层继续增厚。

- 增殖初期的内膜厚度约 0.5mm，随雌激素水平的增加可增厚至 3 ～ 4mm。

- 分泌期时，黄体分泌的孕激素使内膜呈水肿状态，故肥厚的内膜可达 7mm 左右。

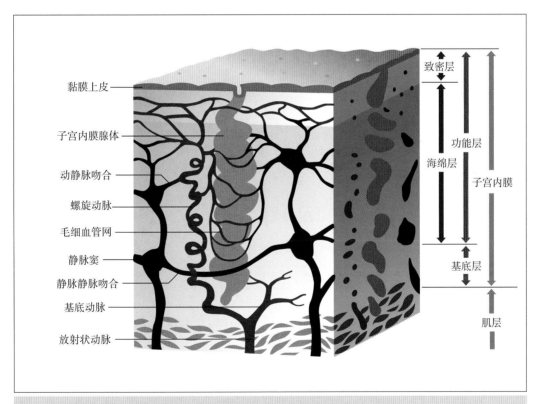

图 1-16　子宫内膜的结构

性的发生和分化

◆ 性分化的原则

- 男性决定因子（*SRY*基因）存在于Y染色体。
- 睾丸和卵巢都是由共同的原基分化而来，Y染色体男性决定因子作用于性腺原基，性腺就形成了睾丸，倘若不作用，则性腺就发育成卵巢。
- 正常女性的染色体是46,XX，正常男性的染色体是46,XY。
- 只有一条X染色体的特纳（Turner）综合征（45,XO）的表型是女性。
- 正常女性染色体为46,XX，若多一条Y染色体，则为克兰费尔特（Klinefelter）综合征（47,XXY），其表型是男性。

◆ 特纳（Turner）综合征

- 具有X染色体单体（45,XO）表型异常的人群发生率为1/6000 ~ 1/3000。
- 除了45,XO染色体核型（占20% ~ 30%）外，引起此表型的染色体异常还包括46,XY和46,XY/45,XO嵌合体，以及X染色体结构异常。
- 性腺形成异常→卵泡（－）→雌激素分泌（－）。
- 症状包括原发性无月经、身高矮、颈蹼、外翻肘、第二性征缺乏等，并有智力低下或不同程度的生存障碍。

◆ 克兰费尔特（Klinefelter）综合征

- 47,XXY，男性染色体中多出一条X染色体，发生率为1/1000 ~ 1/500。
- 症状为身材高瘦，第二性征发育不全或有女性化倾向，睾丸细小，性功能较差，通常合并不育。
- Klinefelter综合征的患者多数是在出现了医学或社会生活等问题前来就诊才得以诊断。

◆ 生殖器的发生机制（图1-17）

表1-2 生殖器的原基和女性生殖器

原基	女性生殖器
生殖堤	卵巢（性腺）
副中肾管（米勒管）	输卵管、子宫
尿生殖窦	阴道、外阴部、尿道、膀胱
中肾管（Wolff管）的遗迹	副卵巢（卵巢上体）、Gartner管、输尿管

- 胚胎第4周，中肾和背侧肠系膜之间的一对生殖堤逐渐隆起。然后，原始生殖细胞迁移至生殖结节，增殖并形成原始生殖索，这就是未分化的（原始）生殖腺（此时并未分化出男女的区别）。此未分化生殖腺在Y染色体的*SRY*基因的作用下形成睾丸，没有Y染色体的胚胎里则形成卵巢。

- 在胚胎6～7周，男女的生殖管中发育出中肾管（Wolff管）、副中肾管（米勒管）的原基，胚胎的性别将决定Wolff管和米勒管是否发育完全（图1-18）。

- 第8周的睾丸开始表现功能并开始向男性分化。Sertoli细胞分泌米勒管抑制因子，导致米勒管退化。Leydig细胞分泌睾酮，诱导男性化。相反若为女性，米勒管不被抑制，在通过胎盘来自母体的雌激素的作用下形成子宫、输卵管。

- 在男性，Wolff管主要形成生殖管（输精管），米勒管则完全退化。

- 在女性，米勒管逐渐完全发育，形成输卵管、子宫及大部分阴道。Wolff管大多消失，除了少数部分形成卵巢上体和加特纳（Gartner）管等发育残迹。

- 子宫是由两侧米勒管融合形成，若出现融合障碍可导致子宫畸形。

- 男女两性都具有的生殖原基，可以理解成当不发展为男性时就会发育成女性。

- 米勒管的发育必须有Wolff管的诱导，当Wolff管的发育异常时可导致米勒管的发育障碍。

- Wolff管的下端形成输尿管芽，参与肾、输尿管的发育，因此米勒管的畸形合并泌尿系统畸形的发生率很高（表1-3）。

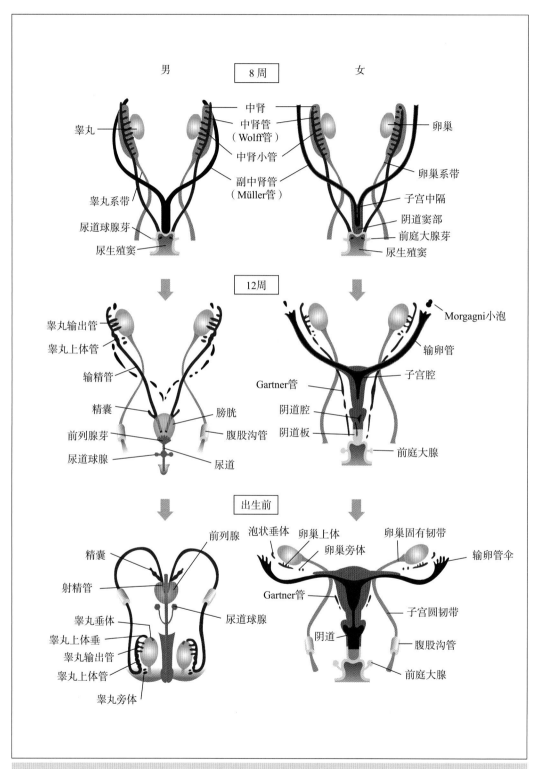

图1-17 男女生殖器的发生

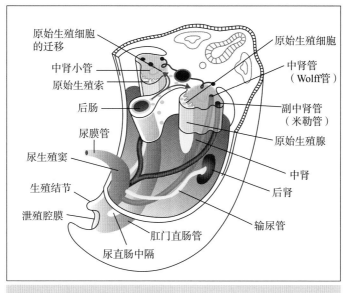

图1-18　胚胎6周生殖道的发生

表1-3　男女生殖器的分化区别

男	原基	女
睾丸	生殖堤	卵巢
睾丸系带	系带	卵巢固有韧带（上半）
		子宫圆韧带（下半）
睾丸输出管	中肾细管	（退化）
睾丸上体管	中肾管（Wolff管）	（退化）
输精管		
精囊		
射精管		
（退化）	副中肾管（米勒管）	输卵管
		子宫
		阴道（上部）
膀胱	泌尿生殖窦	阴道（下部）
尿道		膀胱
前列腺		尿道
尿道旁腺（cowper）		尿道旁腺（skene）
		前庭大腺（bartholin）
阴茎头	生殖结节	阴蒂
阴茎（腹侧）	泌尿生殖皱襞	小阴唇
尿道海绵体		前庭球
阴茎海绵体		阴蒂海绵体
阴囊	生殖隆起	大阴唇

◆ 米勒管的融合障碍（图1-19）

- 子宫是由两侧的米勒管融合形成的，左右米勒管上部不融合，形成输卵管。

- 融合从胚胎8周开始，到16周完成。

- 米勒管的融合异常可引起双角子宫、双子宫、阴道缺如等，但却不会引起卵巢、输卵管、血管等异常。

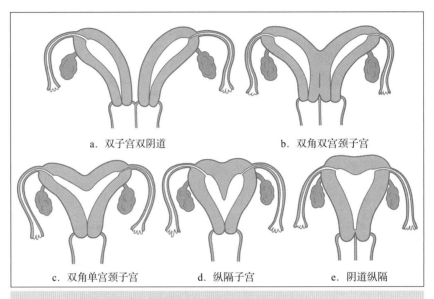

a. 双子宫双阴道　　　　　　　　b. 双角双宫颈子宫

c. 双角单宫颈子宫　　　d. 纵隔子宫　　　e. 阴道纵隔

图1-19　米勒管融合障碍示意图

- 双子宫：左右的米勒管完全未融合，多伴有双阴道。

- 双角双宫颈子宫：左右的米勒管在子宫体部和部分阴道部位不完全融合。阴道可以是单阴道、双阴道或阴道纵隔等。

- 双角单宫颈子宫：左右的米勒管融合至子宫颈部即停止，子宫体部融合不完全。

妇产科疾病的主要症状

- 有一种说法，"如果一位女性来就诊，首先要考虑怀孕"，对育龄期女性诊病时不仅需要进行超声检查，还需进行其他的检查以排除妊娠的可能。

- 进行超声检查前，要了解患者的主诉和症状、检查的目的。并且应该了解在检查过程中会出现对所见声像有不同的理解，从而导致误诊的可能性，因此非常有必要结合病史来分析超声检查信息。

- 对于因呕吐、反胃、下腹痛等主诉来就诊的女性患者，首先要排除有无妊娠。

◆ 妇科门诊检查程序

（1）问诊患者的年龄和主诉

- 询问主诉、既往史、末次月经、既往妊娠史、分娩史。生育年龄的女性，首次就诊需检查有无妊娠。

- 临床上常见的主诉：非正常妊娠引起的停经、不规则阴道出血、下腹痛、腰痛、白带增多，月经异常增多（参考下述"妇科疾病的主要症状"）。

（2）阴道窥器检查、盆腔检查

- 对于幼女或无性生活的女性，紧急情况下首诊时可进行腹部触诊，原则上可进行直肠指检，在必须行阴道检查的情况下可使用极小的阴道窥器。

- 阴道窥器检查可了解白带的性状及有无阴道出血，可进行宫颈或子宫阴道部的窥诊，必要时还可行子宫阴道部、宫颈管涂片样本采集。

- 盆腔检查可以了解子宫的大小、硬度、活动度、有无压痛、附件包块，以及有无压痛、抵抗等。

（3）经阴道超声检查

- 经阴道超声首先检查有无妊娠。排除妊娠后再观察子宫、附件及腹腔情况。
- 阴道超声检查或盆腔检查发现的巨大腹部肿块的病例，需进行经腹超声检查。

（4）其他必要的检查

- 其他必要的检查有宫腔镜、宫腔超声检查、内膜诊刮、CT、MRI、腹部X线检查。

◆ 妇科疾病的主要症状

1.月经异常

（1）停经：妊娠。

（2）月经过多：子宫肌瘤。

（3）痛经：子宫肌瘤，子宫内膜异位症。

2.阴道不规则出血

对主诉不规则出血的患者的临床诊断，需考虑患者的年龄和所处的时期：青春期、生育期、更年期、绝经期。

（1）育龄期的出血

1）妊娠：流产、异位妊娠、滋养细胞疾病、前置胎盘、正常位置的胎盘早剥。

2）非妊娠：黏膜下肌瘤、子宫腺肌病、宫颈癌、子宫体癌、子宫内膜增殖症、功能性子宫出血。

（2）绝经后的出血：子宫癌、子宫内膜增殖症、产生雌激素的卵巢肿瘤、宫颈糜烂、老年性阴道炎。

（3）阴道出血＋下腹痛

1）妊娠相关的出血：异位妊娠、难免流产、先兆流产。

2）肿瘤：黏膜下肌瘤、子宫体癌。

3）子宫内膜异位症、子宫腺肌病。

（4）接触性出血：宫颈癌、老年性阴道炎、宫颈糜烂、肌瘤脱出。

3.下腹痛

（1）阵发性疼痛：难免流产、黏膜下肌瘤、子宫积脓、子宫体癌、子宫内异物、处女膜闭锁。

（2）急腹症：异位妊娠、卵巢出血、急性输卵管炎、急性盆腔炎（PID）、卵巢囊肿蒂扭转、带蒂浆膜下肌瘤扭转、卵巢囊肿破裂、宫腔积血。

（3）性交痛：子宫内膜异位症、子宫腺肌病、老年性阴道炎。

4.其他

（1）下腹肿块感：子宫肌瘤、卵巢肿瘤。

（2）腹部胀满感：腹水。

肿瘤标志物

肿瘤标志物最初被认为是癌细胞产生的抗原和蛋白质，后来发现不仅癌细胞，炎症反应也会产生此类标志物，检测其存在只能辅助诊断肿瘤或用于治疗效果的评价。

以下列举几项妇科疾病相关的肿瘤标志物（表1-4）。

表1-4　妇科疾病相关的肿瘤标志物

AFP	胚胎性癌、未成熟畸胎瘤、卵黄囊肿瘤
CA125	卵巢浆液性囊腺癌、子宫内膜异位症、子宫腺肌病
CA19-9	卵巢黏液性囊腺癌、成熟性囊性畸胎瘤、子宫内膜异位症
CEA	卵巢黏液性囊腺癌、Krukenberg肿瘤
SCC	子宫颈鳞状上皮癌
CA72-4	卵巢黏液性囊腺癌
hCG	绒癌
Estrogen	颗粒细胞瘤、卵泡膜细胞瘤
17KS（androgen）	类固醇细胞瘤（肾上腺皮质肿瘤）、Sertoli-Leydig细胞瘤、门细胞瘤
CA130	卵巢癌
SLX	
STN	

SLX. 唾液酸化Lex-i抗原；STN. 唾液酸化Tn抗原。

CT和MRI的基础知识

妇科的影像学诊断中，妇科门诊主要采用经阴道超声检查，但是需要精确检查时常增加MRI检查，特别是与频繁出血相关的妇科疾病更需要MRI的鉴别诊断。

◆ CT 的特征

【优点】

可识别钙化、空气、脂肪。

【适应证】

（1）卵巢肿瘤的良恶性鉴别及组织学类型的推测诊断。

（2）成熟囊性畸胎瘤的诊断。

（3）观察子宫颈癌、子宫体癌、卵巢癌的扩散程度、治疗效果及复发。

（4）可作为腹部超声筛查后的进一步检查。

◆ MRI 的特征

【优点】

有利于鉴别水、血液、软组织，对比分辨力良好。

【适应证】

（1）子宫内膜异位症、子宫腺肌病。

（2）子宫肌瘤（尤其对于变性和腺肌症的鉴别有优势）。

（3）子宫体癌（有利于浸润程度的评估）。

（4）成熟囊性畸胎瘤。

◆ 正常女性盆腔的 MRI 表现

- T_1加权像呈低信号：子宫、卵巢、膀胱内尿液、肌肉。
- T_1加权像呈高信号：脂肪组织。
- T_2加权像呈低信号：肌肉。
- T_2加权像呈高信号：子宫内膜、卵泡、脂肪、膀胱内尿液、腹水。

血肿的信号随着血肿的时期不同而发生变化，亚急性期和慢性期的出血在T_1加权像及T_2加权像呈"高信号"，此后转入陈旧性期则在T_1、T_2加权像均呈"低信号"。

影像学表现的不同（成熟囊性畸胎瘤）

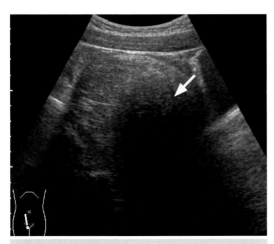

图1-20 超声图像

超声图像显示：子宫位置由正中向右侧偏移，可见呈实性回声的肿块，内部部分声衰减明显（➡），提示为脂肪成分（图1-20）。

无明显声衰减的部分，可见线状回声，考虑为毛发。

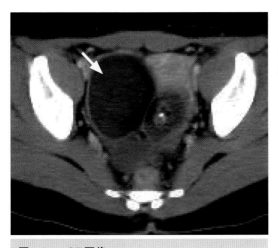

图1-21 CT图像

CT图像显示盆腔内多房性囊性肿块，肿块内部有脂肪成分（➡），表现为低密度（图1-21）。

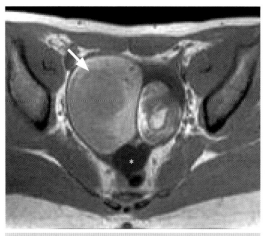

图1-22 MRI T$_1$加权像

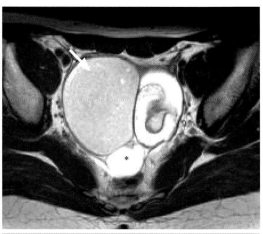

图1-23 MRI T$_2$加权像

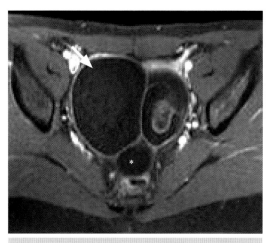

图1-24 MRI脂肪抑制T$_1$加权像

CT图像中指示的脂肪成分，在T$_1$加权像中呈较弱的高信号和低信号，在T$_2$加权像中呈更加明显的高信号（———▷），在脂肪抑制的T$_1$加权像中呈低信号，故可以明确是脂肪成分（图1-22～图1-24）。

另一方面，T$_1$加权像的低信号，T$_2$加权像的高信号，在脂肪抑制T$_1$加权像中呈低信号的那一部分（＊），为液体而非脂肪成分（图1-22～图1-24）。

◆ MRI 脂肪抑制的目的

MRI脂肪抑制是一种重要的女性盆腔区域成像方法。T$_1$加权像的高信号组织呈脂肪抑制，可以鉴别脂肪和其他组织，可用于鉴别成熟囊性畸胎瘤与子宫内膜异位囊肿。

（1）可以减少呼吸性移动引起的伪像。

（2）能够检出脂肪。

（3）有助于检出出血性病变。

正常女性盆腔MRI图像

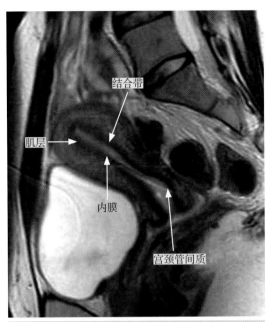

图1-25 正常子宫的T$_2$加权像

正常子宫（28岁）的MRI T$_2$加权像（图1-25）。

子宫体部呈明显的三层结构，内膜呈高信号，近内膜的肌层呈低信号［结合带（junctional zone，JZ）］，外侧的肌层表现为中等信号。

结合带在组织学上细胞密集，并有少量水分，故呈低信号。

结合带的显示对于评估子宫内膜癌的肌层浸润程度具有重要意义。

月经期的结合带由于肥厚而显示模糊。

子宫颈部的宫颈管间质呈低信号。

- 在妇科领域的MRI诊断中，T$_2$加权像为非常重要的图像。
- T$_2$加权像特别适合观察育龄期女性的子宫。

◆ T$_1$加权像和T$_2$加权像

- MRI图像诊断专家不应对T$_1$加权像和T$_2$加权像鉴别不清。
- 只需记住：基于水分如膀胱内尿液的影像，呈黑色（低信号）的就是T$_1$加权像，呈白色（高信号）的就是T$_2$加权像。
- 图1-25中，膀胱的尿液呈现白色的图像即为T$_2$加权像。

第二章
检 查 程 序

◆ 检查前仪器与环境的准备

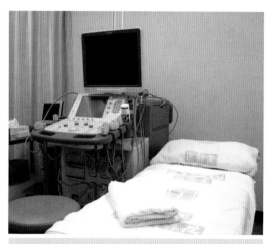

图2-1 检查仪器、检查床的外观

- 检查床铺需整洁（图2-1）。
- 备好毛巾毯，遮盖患者检查需暴露以外的部分。
- 检查室的温度和湿度需要调控在适宜状态。
- 适宜温度：23 ～ 28℃，适宜湿度：40% ～ 70%。

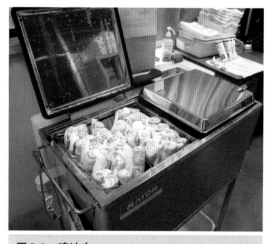

图2-2 清洁车

- 超声检查结束后用毛巾或纸巾将患者身上的耦合剂擦掉（图2-2）。
- 根据超声检查内容不同，有时患者皮肤会暴露较长时间，可给予温热毛巾拭擦，让患者感觉很舒适。

- 预热超声耦合剂，可避免冰凉的耦合剂引起患者不适。
- 可使用图2-3中所示的耦合剂加热器（图2-3），或将其置于热水里加温。
- 新近的超声诊断设备常配备此类加热器（图2-4）。

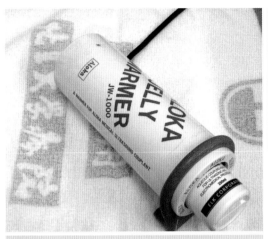

图2-3 单独的加热器

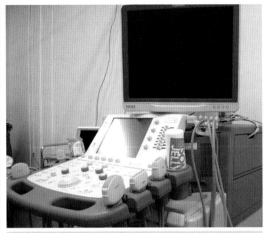

图2-4 仪器搭载的加热器

◆ 医院"Hospital"的词源学

- 英文"Hospital"来自拉丁语"Hosupesu"，表示"客人"或"接待"，其词源"Hosupitari"为仁慈和爱的人。
- 罗马时代，人们习惯为来自国外的旅行者提供食宿。那些热衷于照顾病残者的人们被称为Hospituria，照顾病残者的地方被称为Hosupesu，"Hotel""Hospital""Hosupi evening Lee"及"hospice"都是其派生词。
- 所以，医院检查室的工作人员应像酒店见习生那样，准备好检查时的措辞，并在检查前后检测设备。

妇产超声检查心得：针对女性患者的注意事项

● 检查前，有必要与患者沟通并相互信任。近年来，医院超声检查室的不良事件和对工作人员的投诉，主要是由于对女性患者的解释工作和关注不充分导致的。患者应在对该项检查充分了解并充满信心的状态下接受检查。另外需要特别注意：男性超声工作者更应注意言辞和态度。

● 检查前后需要更衣，除非女性患者需要帮助，男性工作者应回避。

● 任何需要接触身体的检查，如触诊，需要告知患者。

● 妇科经腹部超声检查前需先充盈膀胱。

● 日本超声医学会为检查过程可能遇到的问题提供了合理的参考指南，值得借鉴（参见下述"关于超声检查安全管理的建议"）。

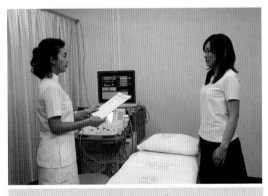

图2-5　患者和超声检查工作者

● 在笔者所在医院，在确认患者姓名的同时，检查医师也要自我介绍（图2-5）。

● 检查者需说明检查部位及时间。

● 携带儿童的女性患者可将其交给检查室的辅助人员看管。

● 笔者医院为需要妇科检查和超声检查的女性患者准备了"要求女性检查工作者"的申请卡（图2-6），患者可以要求女性检查医师。

● 但是，若当时的检查内容女性超声工作者无法完成时，男性超声工作者可在获得患者的同意后进行检查。

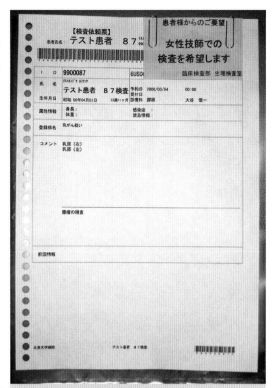

图2-6 "要求女性检查工作者"的申请卡

◆"小姐"或"女士"的称谓有区别吗?

● 医院里呼叫患者时，称谓常不确定，如"某某小姐""某某女士"。

● 事实上，患者并不在意如何称呼，而是医师当时的态度是否真诚。所以，其实称呼并不重要，就像找酒店不必在意它的名字一样的道理。

◆ 关于超声检查安全管理的建议

由日本超声医学会"超声检查安全管理小组"提出并精简。

1. 检查室的常规要求

（1）房间整洁，保持适宜的室温。

（2）检查医师在检查前应先问候被检者。

（3）被检者本人须确认姓名。

2. 超声检查注意事项

（1）实施检查时注意事项

1）对被检者充分解释当日所要进行的检查内容，若有不明之处，应予以补充说明。

2）对于检查的必要性，建议主治医师予以说明，检查医师应在检查实施前予以具体说明。

3）检查前应告知检查所需时间。

4）当检查时间较长或检查无法在预定时间内完成时应告知患者。

5）进修生若需在场，应先征得患者的同意。

6）检查结果由主治医师解释。

（2）检查前后的注意事项

1）检查者与患者适度交流有助于检查顺利进行。

2）接触患者时可予以合适的交谈使其放松。

3）检查时应注意患者的性格并给予配合。

4）检查者的技术是决定性的因素，但有时患者更希望被同性别的检查者检查。

5）检查部位适当暴露以配合检查，但过度暴露则不必要。

（3）检查者应不断学习安全检查知识

1）积极参加各种关于医院安全管理的研讨会和学习班。

2）根据患者特点制订医院超声检查室的接待手册。

（4）适宜的检查环境

1）利用布帘将检查室分隔成私密空间，保证患者不被窥视。

2）检查室的照明亮度要适宜，既不影响检查、保护患者的隐私，又足够明亮使患者安全行动，能看清患者的一般情况。

3）准备好浴巾、披巾等以备不时之需。

检查时患者体位的准备

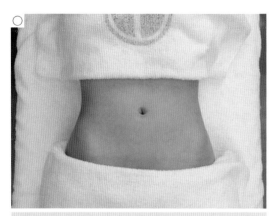

图 2-7　下腹部充分暴露（仰卧位）

正确的检查体位（仰卧位）

● 经腹超声检查时，患者取仰卧位姿势，充分暴露下腹部至耻骨部位以达到足够扫查范围（图 2-7）。

● 暴露下腹部时，需使用事先准备的铺巾或纸巾覆盖住上下的衣服和内裤，防止超声耦合剂粘在衣裤上。

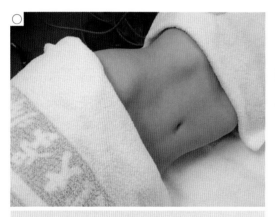

图 2-8　下腹部充分暴露（仰卧位）

正确的检查体位（侧卧位）

● 侧卧位可用于一些特殊病情的检查，如妊娠晚期的孕妇，为防止仰卧位低血压，可使用此体位（图 2-8）。

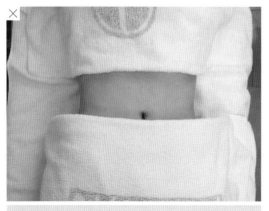

图 2-9　下腹部暴露不充分

● 有时患者仅暴露脐部以上的腹部，不愿意脱低衣裤（图 2-9）。

● 此时暴露不充分，检查者不应该动手将其衣裤拉低，而是向患者说明子宫和卵巢的位置，让其协助充分暴露。尤其是男性检查者更不能强行拉低患者的内裤。

妇科超声图像的描述方法

- 妇科经腹超声检查与腹部超声检查一样，都是依从日本超声医学会提出的图像表示法。

- 对于卵巢这种左右两侧的器官，应在屏幕上做好体表标记，在扫查时需保持方向一致。记录的图像能清晰地显示卵巢与子宫的关系，这样第三方在读图时对肿瘤与器官的位置关系则一目了然。

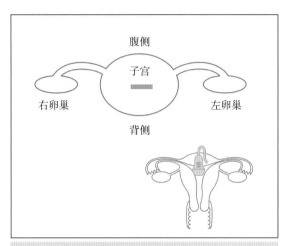

图2-10　子宫横切面图像

- 患者取仰卧位，检查者在其一侧，面向患者头部方向进行检查。

- 超声图像的上方是患者腹侧，下方是患者背侧，左方是患者右侧，右方是患者左侧（图2-10）。

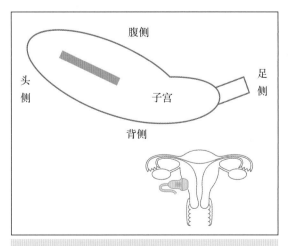

图2-11　子宫纵切面图像示意图

- 患者取仰卧位，检查者在其右侧。

- 获得的图像上方是患者腹侧，下方是其背侧，左方是患者头侧，右方是其尾侧（图2-11）。

内生殖器的正常声像

- 女性的内生殖器包括子宫、卵巢、输卵管和阴道四个部分，子宫和卵巢是妇科经腹超声扫查的主要检查对象。检查时最先观察的是子宫，通过纵切面显示子宫内膜来判断子宫的纵轴。

- 子宫的位置较固定，而充满内容物的直肠和膀胱可上下左右移动，这比子宫体，尤其是子宫颈部分的移动性大。

◆ 子宫的位置

正常子宫（前倾前屈）

- 子宫的生理位置位于真骨盆的中央，子宫体轴与子宫颈轴以70°～100°的夹角使子宫呈向前倾的状态。

- 子宫体与子宫颈的比例约为2：1，两者形成100°～140°的向前弯曲状态，即所谓的前倾前屈位置。当膀胱排空后，子宫即变成前倾前屈状态（图2-12）。

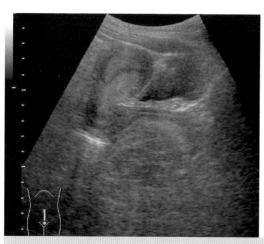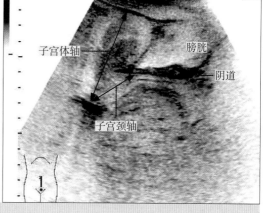

图2-12　膀胱空虚时的子宫纵切面

膀胱充盈时，子宫体轴与子宫颈轴基本呈直线状态（图2-13）。

子宫体轴相对子宫颈轴向后倾斜的状态为后屈子宫（图2-14）。

子宫颈轴向后倾斜的状态为后倾子宫。

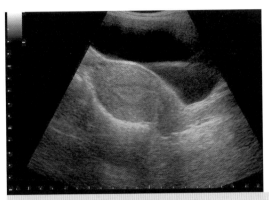
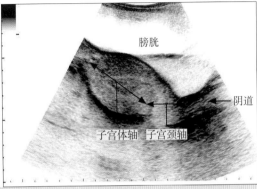

图2-13 膀胱充盈时的子宫纵切面声像

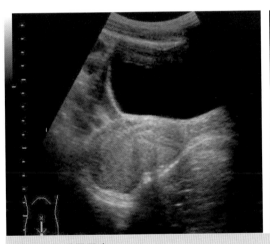
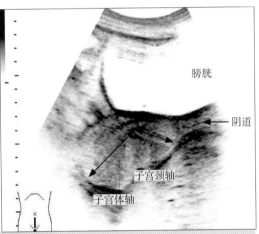

图2-14 后屈子宫

◆ 子宫的大小

- 成熟女性的子宫大小一般如鸡蛋大小，子宫内腔长度约7cm，子宫外测量：前后径2.5cm，横径3.5cm，长径8cm（图2-15）。子宫内腔的长度是宫内探针测量获得的曲线距离，超声测量此长度，通常是子宫腔底和子宫阴道部之间的直线距离（图2-16）。
- 超声图像中的子宫长径是子宫体和宫颈长径的和。

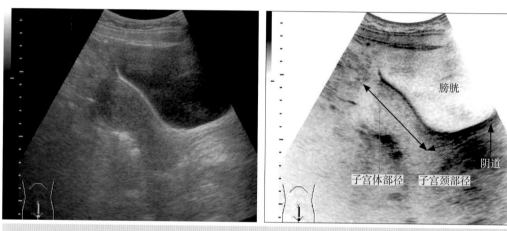

图2-15　正常子宫声像图（纵切面）

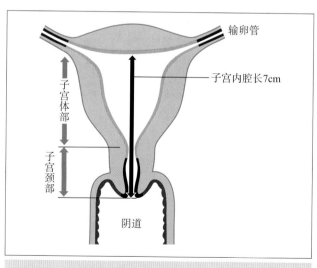

图2-16　成熟期的子宫内腔长径

◆ 卵巢的位置与大小

● 成熟期卵巢的大小个体差异较大，长度2.5～5.0cm，宽1.5～3.0cm，厚0.6～1.5cm，体积1.7～18.5cm³。

● 成熟卵巢如拇指大小，内部回声比子宫的实性器官回声略低，内有卵泡呈小囊泡样回声（图2-17）。

● 成熟期卵巢的声像会随着时间的变化而发生周期性的改变，其回声和形状也随着年龄的变化而不同。

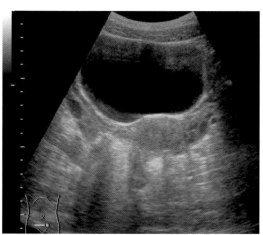

图2-17　正常卵巢声像图（短轴切面）

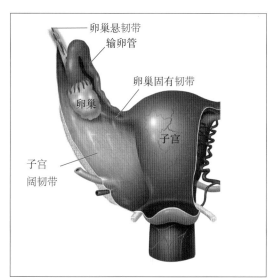

图2-18　卵巢的支持结构

● 卵巢与子宫由卵巢固有韧带相连，与骨盆之间由卵巢悬韧带（骨盆漏斗韧带）相连（图2-18），这些结构比较固定，因此，卵巢的位置变化和子宫的位置变化通常是一致的。

● 然而，卵巢位置变化的个体差异较子宫大，可能会受到腹腔肠系膜脂肪、盆腔粘连影响，其位置可以从髂腰肌附近到直肠子宫陷凹间变化。

◆ 卵巢的显示方法

卵巢的超声显示比子宫困难得多。经腹超声检查各种病例中，卵巢的显示都相当困难。这里简单描述一下卵巢的超声显示手法。

（1）扫查子宫两侧的附件，寻找一较小的椭圆形实性均匀回声的结构。

（2）若该椭圆形结构的回声比子宫略低，内部有呈小囊泡的卵泡回声，即可确认为卵巢（图2-19，图2-20）。

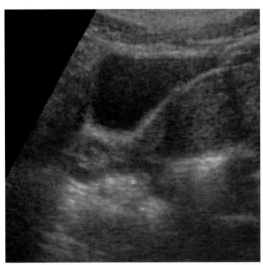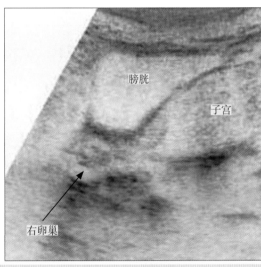

图2-19　卵泡早期

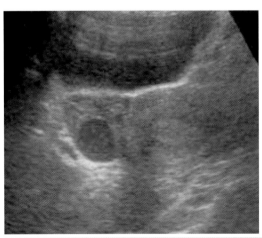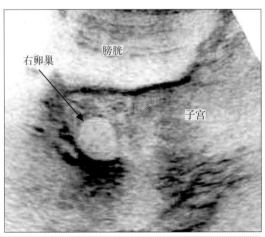

图2-20　排卵前的卵巢（排卵期）

排尿后膀胱空虚，要显示位于子宫下方的卵巢，需将超声探头适度压迫子宫进行扫查（利用子宫作为声窗），有时也能显示卵巢声像（图2-21）。

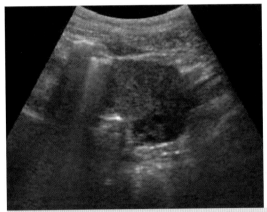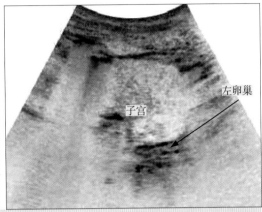

图2-21 膀胱空虚时的正常卵巢

◆ 卵巢扫查时的思维方法

● 如果膀胱充盈良好，即使卵巢未显示，只要子宫周围没有显示4～5cm以上的肿块即可以初步排除卵巢肿瘤。

● 倘若消化道肠气较多时，可以压迫下腹部利用子宫为声窗显示卵巢。

● 即使排尿后膀胱空虚，若有4～5cm以上的卵巢肿瘤，也可以显示其一部分声像。

妇科超声检查前准备

◆ 妇科超声必不可少的"膀胱充盈检查法"

- 超声检查子宫和卵巢与检查肝胆不同，容易受到肠道气体的影响，所以检查前先适度充盈膀胱（膀胱充盈检查法）是检查前必不可少的准备工作。

- 但是必须注意的是，膀胱充盈过度时，子宫和卵巢反而因被压向盆腔深部而显示困难。

- 膀胱充盈的程度如图中箭头所指，即达到子宫矢状切面的宫底清晰显示的程度（图2-22，图2-23）。但是，子宫肌瘤病例中，肌瘤的显示不同程度地受到肠道气体的影响。急腹症时，可以不必等到膀胱充盈才进行超声检查。

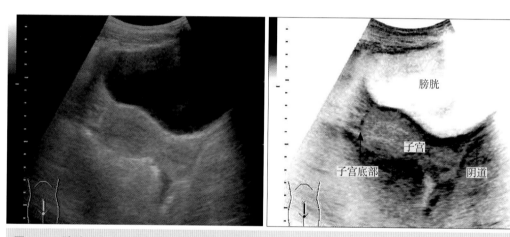

图2-22　膀胱适度充盈时子宫纵切扫查

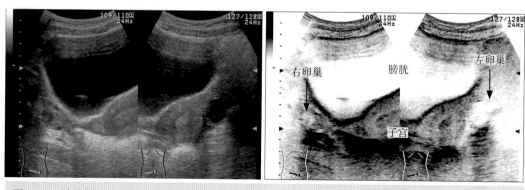

图2-23　膀胱适度充盈时子宫横切扫查

图解妇科超声扫查方法

◆ 子宫的基本扫查：横切扫查

- 子宫、卵巢的检查，可以先从耻骨上方开始逐渐向上移动探头横切扫查（图 2-24），也可以将探头置于宫腔底部水平进行扇形扫查（图2-25）。
- 子宫是膀胱后方的毗邻器官，膀胱的显示有助于判断子宫的位置。

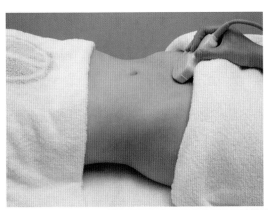
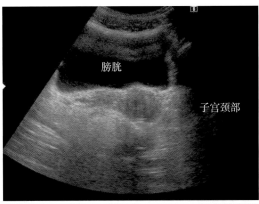

图2-24 从子宫颈部开始向上横切扫查

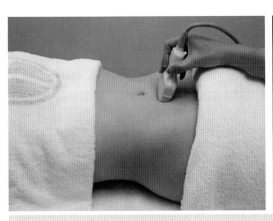
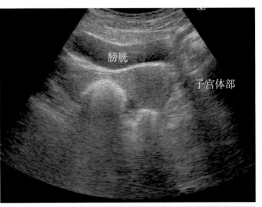

图2-25 从子宫颈部向上横切扫查——子宫体部的扇形扫查

- 利用充盈的膀胱作为声窗行超声检查。
- 这种扫查方式可以展示子宫、卵巢等的位置关系，以及帮助确认有无病灶。

- 脐周部横切扫查时容易受到肠道气体的干扰（图2-26），对于初学者来说，是不太可能观察到子宫的。但是对儿童可以通过此部位扫查来检查子宫和卵巢，因为儿童脐周部位与耻骨上方的部位非常接近。
- 对于急腹症患者，即使膀胱不充盈，也可以将探头置于腹部稍加压进行扫查。

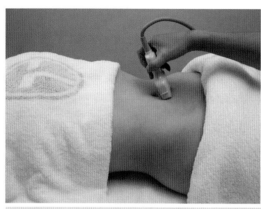 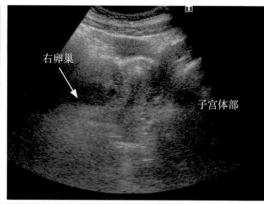

图2-26　脐周部的横切扫查

◆ 子宫的基本扫查：纵切扫查

- 扫查盆腔内结构时，若膀胱充盈良好，子宫可清晰显示。但若膀胱不充盈有肠道气体干扰时，子宫的全貌就难以观察到。
- 此部位的扫查常在下腹部难以暴露时进行，此时有必要注意寻找并显示阴道穹窿部，防止扫查不完全（图2-27）。

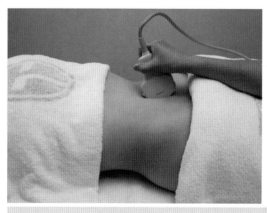 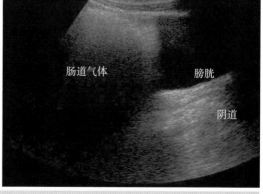

图2-27　脐周部纵切扫查

● 在图2-27的扫查中，探头是垂直于腹壁进行纵切扫查的，图中子宫不能被完整清晰地显示。

● 当膀胱充分充盈时，超声扫查有可能观察到完整的子宫声像。倘若被检者肠道气体较多或皮下脂肪较厚，就不一定能观察到从宫颈到宫底的全部声像，此时有必要对超声探头加压赶走部分肠管，减少肠道气体的干扰。

● 图2-28中的扫查继续向耻骨方向移动探头，即可显示其下方的声像。

● 这是一种利用充盈的膀胱为声窗来显示子宫全貌的扫查方法。即使在排尿后，只要下腹部充分暴露，通过探头加压排除肠道气体干扰也是有可能观察到子宫的。

● 图2-27～图2-29中均为同一被检者，但是不同的扫查方法得到的子宫声像清晰程度是不同的。

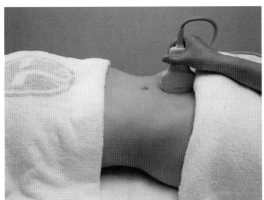 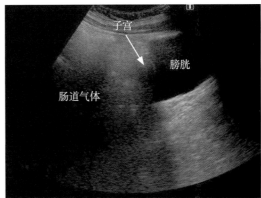

图2-28 探头垂直于腹部的纵切扫查（与图2-27为同一被检者）

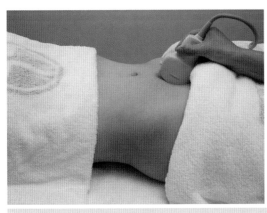 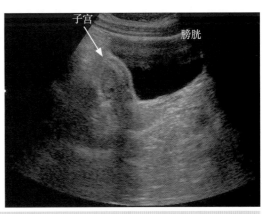

图2-29 耻骨附近的纵切扫查（与图2-27为同一被检者）

- 即使排尿后的膀胱不充盈，通过对探头加压减少肠道气体干扰，并在耻骨上方向上倾斜探头，也有可能观察到子宫（图2-30）。
- 急腹症时，可以通过加压探头推开部分肠管来观察子宫周围声像。

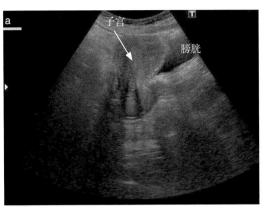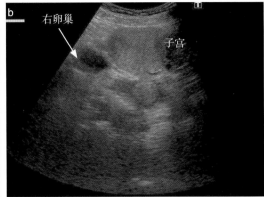

图2-30　膀胱空虚时的子宫声像
a.纵切扫查；b.横切扫查

◆ 卵巢的基本扫查：横切扫查

- 寻找卵巢时，首先横切扫查判断子宫周围情况，在膀胱充盈良好时，膀胱作为声窗，其下方即可显示卵巢（图2-31）。

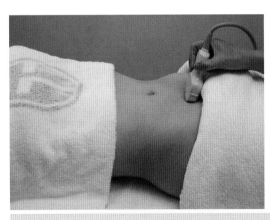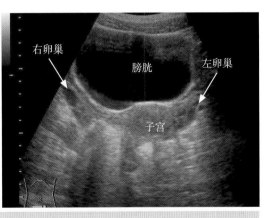

图2-31　探头垂直于腹壁的横切扫查

- 充盈的膀胱有时可推开肠管，在耻骨附近向斜上方经膀胱横切扫查即可显示卵巢（图2-32）。

- 左侧卵巢容易被"S"形的乙状结肠遮挡，显示率不高，此时可以行探头加压扫查帮助显示卵巢。

- 采用上述左卵巢的扫查方法来扫查对侧右卵巢，超声束沿骨盆对角线方向逐渐向上扫查观察右卵巢。探头加压排除肠道气体干扰，可以显示对侧卵巢声像（图2-33）。

- 排尿后，卵巢位于子宫底下方，此时不妨经子宫（声窗）扫查卵巢。

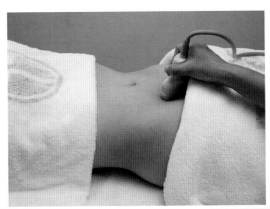
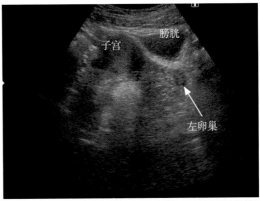

图2-32 耻骨附近向上倾斜横切扫查（左卵巢）

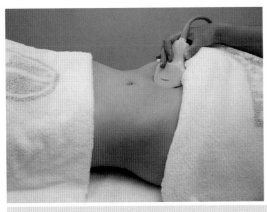
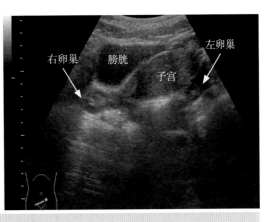

图2-33 耻骨附近向上倾斜横切扫查（右卵巢）

经阴道超声与经腹超声的区别

◆ 经阴道超声的特点

【优点】

高频探头具有较高的分辨力。

【适应证】

（1）子宫内膜和卵泡的观察（图2-34，图2-35）。

（2）较小（鸡蛋大小）的卵巢肿瘤的观察。

（3）子宫肌瘤部位的判断（尤其是黏膜下肌瘤）。

（4）妊娠早期子宫的观察，异位妊娠的诊断

（5）直肠子宫陷凹积液的观察

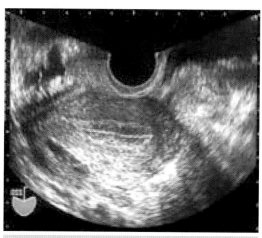

图2-34　子宫内膜的观察

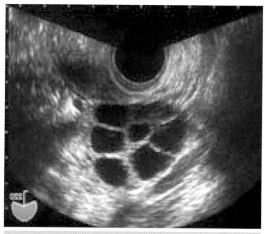

图2-35　卵泡的观察

◆ 经腹超声的特点

【优点】

低频探头，适合观察较深部位的组织。

【适应证】

（1）盆腔内较大（拳头大小）肿瘤的观察。

（2）妊娠中期以后胎儿的观察。

（3）内生殖器毗邻器官的病变观察。

（4）作为腹部超声检查的一部分。

- 经腹超声扫查使用3.5～5.0MHz凸阵探头，经阴道超声扫查使用5.0～8.5MHz的阴式探头（图2-36，图2-37）。
- 经阴道超声诊断仪配备的检查床，犹如体检中的听诊器，是妇产科检查必不可少的工具（图2-38，图2-39）。
- 经阴道超声是妇科临床的主要检查手段。但是，对于老年女性、幼女及盆腔巨大肿块，有必要进行经腹超声检查。

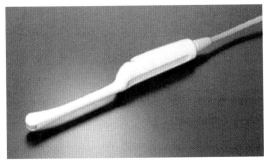

图2-36 经阴道超声探头

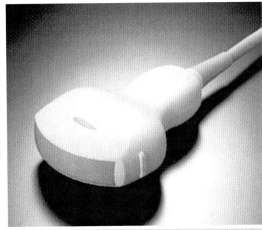

图2-37 经腹凸阵探头

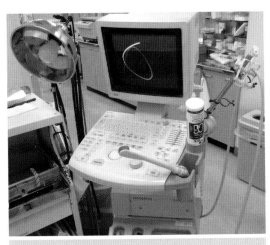

图2-38 经阴道超声诊断仪

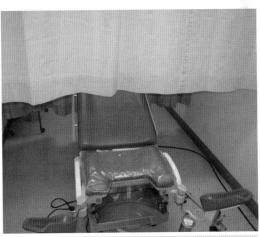

图2-39 检查床

女性生殖器随年龄变化特征

◆ 子宫随年龄变化的特征（图2-40～图2-45）

随着雌激素分泌的增加，发育期和成熟期的子宫发生以下两种改变。

- 从幼儿期至老年期随年龄的增长而变化。
- 随卵巢活动形成的性周期发生周期性的变化。

子宫肌层

- 子宫体部的平滑肌层较厚，在生育年龄女性的非月经期其厚度为12～15mm。
- 平滑肌纤维沿着子宫长轴呈环状走行。
- 妊娠时由于雌激素的作用，子宫平滑肌细胞增生。
- 妊娠时子宫体部的平滑肌纤维伸展拉长，而宫颈由于平滑肌较少而难以伸展。

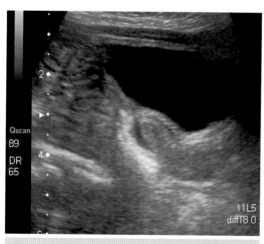

图2-40 新生儿

子宫显得比常规大。

出生后数日，由于体内来自母体的激素迅速减少，子宫稍微缩小，在以后卵巢开始产生激素前一直处于静止状态，子宫长径约2cm。

子宫体部逐渐增大，但是宫体与宫颈的比例始终较小，约1∶1，子宫长轴3～4cm。

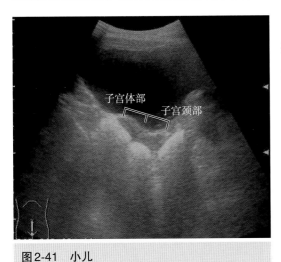

图2-41　小儿

初潮后1～2年子宫逐渐长大，宫体和宫颈的比例始终保持在1∶1左右。

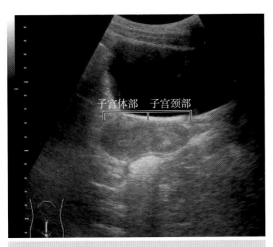

图2-42　青春期

18岁前后性器官逐渐成熟，月经周期形成，子宫体部与宫颈的比例约2∶1，子宫腔长度约7cm。

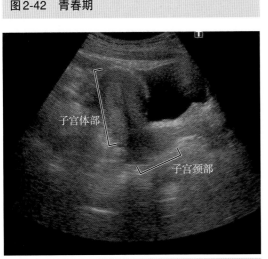

图2-43　成人（未产妇）

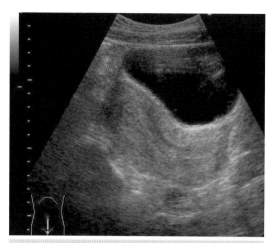

图2-44 成人（经产妇）

妊娠后的子宫比未妊娠女性的子宫大。

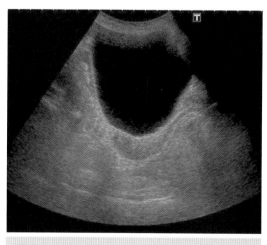

图2-45 绝经后

绝经后进入老年期，子宫肌层逐渐萎缩变薄，子宫径线缩小到青春期前水平。

◆ 卵巢随年龄变化的特征（图2-46～图2-49）

成熟期的卵巢随性周期出现而变化，随年龄的改变其性状也会变化，超声检查时应该了解卵巢随着年龄和月经周期变化而出现的正常声像。

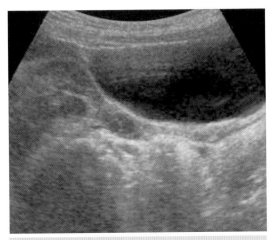

图2-46 新生儿，幼儿期

新生儿的卵巢大小为长15mm，宽3mm，厚3mm，呈长条形，2～8岁体积为1～2cm³，9～11岁体积达4cm³左右。卵巢受母体、胎盘性激素的影响渐渐减小，出生后24个月的婴幼儿卵巢内的小囊泡逐渐减少，直至10岁左右卵巢才慢慢变得肥厚。

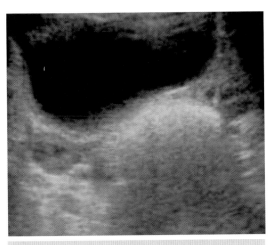

图2-47 初潮前期

初潮前的原始卵泡发育到一定程度成了闭锁卵泡，卵泡液潴留其中，但不能认为此为卵泡声像。而第二性征前的卵巢内小囊泡可以认为是卵泡声像。第二性征的出现使卵巢迅速成长变成椭圆形，初潮以后的卵巢体积明显增大（平均8cm³）。

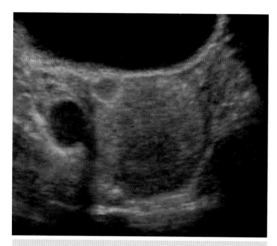

图2-48 育龄期

卵巢内通常有两个以上的充满卵泡液的卵泡，大小随月经周期而变化。优势卵泡直径达20～30mm时排卵，其他卵泡成闭锁卵泡。生育年龄期的卵巢大小因人而异，约长2.5～5.0cm，宽1.5～3.0cm，厚0.6～1.5cm，体积1.7～18.5cm³。

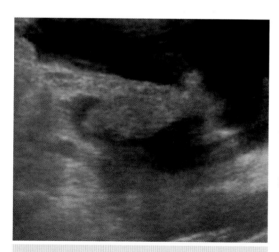

图2-49 绝经期

卵泡不断地萎缩使卵巢皱缩，其中大部分为致密结缔组织、支持组织、黄体残留物及闭锁的卵泡。萎缩的卵巢与周围组织的回声难以区别，闭锁卵泡也不表现为小液性暗区，超声检查时图像中很难分辨出卵巢。闭经15年以上的卵巢体积可以萎缩至2.2cm³左右。

女性生殖器的生理变化

◆ 子宫随月经周期变化的特征

育龄期女性的子宫内膜发生周期性的变化（图2-50～图2-55）。增殖初期的内膜很薄，宫腔回声呈线状，增殖后期的内膜回声增强，内膜与肌层之间的边界回声呈环形。分泌期的内膜增厚、回声明显增强。月经期的宫腔内积血、子宫颈管腔内的分泌物或血液潴留均为低回声。月经结束后，子宫内膜的厚度变薄，再次呈线状回声。

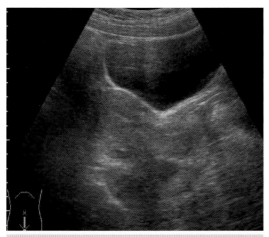

图2-50　月经结束后
子宫内膜呈线状回声

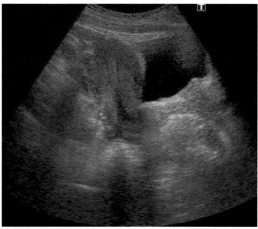

图2-51　增殖前期
子宫内膜呈稍增厚的线状回声

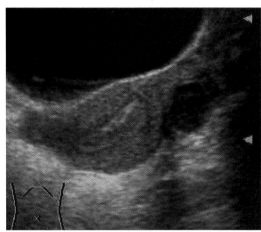

图 2-52 增殖后期（排卵期）
子宫内膜回声增强，内膜与肌层之间的边界回声呈环状

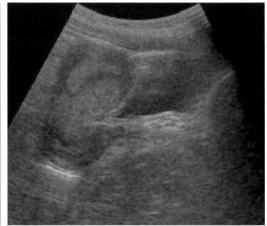

图 2-53 分泌前期
内膜增厚、回声增强

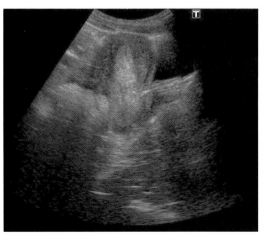

图 2-54 分泌后期
与分泌前期相比内膜增厚、回声增强

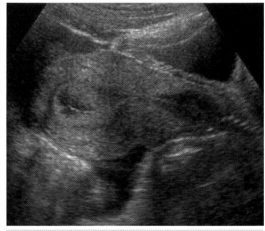

图 2-55 月经期
月经期宫腔内的积血、宫颈管内的分泌物及积血均呈低回声

◆ 卵巢随月经周期变化的特征（图2-56～图2-59）

- 卵巢内常有两个以上的卵泡，其大小有周期性变化，长大至直径20mm以上的卵泡会排卵。优势卵泡的直径在排卵前4～5日每日以2mm的速度增长。
- 排卵后卵泡迅速缩小并形成黄体。黄体的内部伴出血，表现为直径4～5cm的出血性黄体。卵泡液可在直肠子宫陷凹积聚。

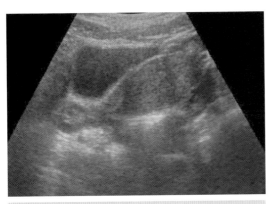

图2-56 卵泡早期
卵巢内多个小卵泡

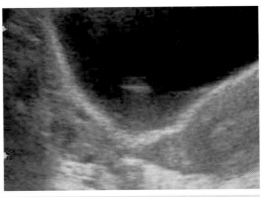

图2-57 卵泡后期
卵泡内优势卵泡

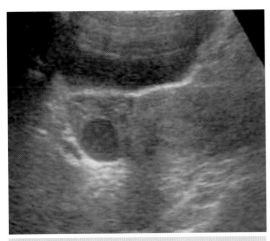

图2-58 排卵期
直径20mm以上的卵泡发生排卵

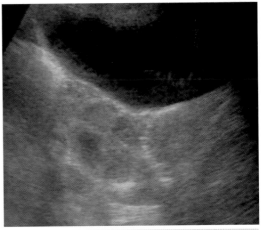

图2-59 黄体期
卵泡排卵后残留部分成为黄体

检查流程和检查报告书写

为了在检查结束后短时间内完成报告，在检查前应该有效地问诊并记录，并让患者明白如何进行系统的检查是非常重要的。患者进入检查室后，超声检查者需要做一些检查前的准备，对患者的问候并确认姓名，了解其既往病史，向其简单介绍检查的内容和时间。经腹检查需等膀胱充盈才可进行。图2-60展示了我院超声检查室自患者进入检查室至检查结束的整个流程。

◆ 检查报告书写要点

- 根据检查目的，做出简洁精确的检查报告。

- 为了防止报告上遗漏记录，应该在检查时直接记录在报告中，但是有时条件不允许，可以先笔头记录检查要点，稍后再书写报告。

- 如图2-60中所示，准确记录的检查文件还需发送至医师，由其对报告进行核对确认。

- 由于创建电子病历的检查报告需要时间，文字的准确表达非常重要，为了被正确地理解，写作能力非常重要，文字必须要使用本国语言。

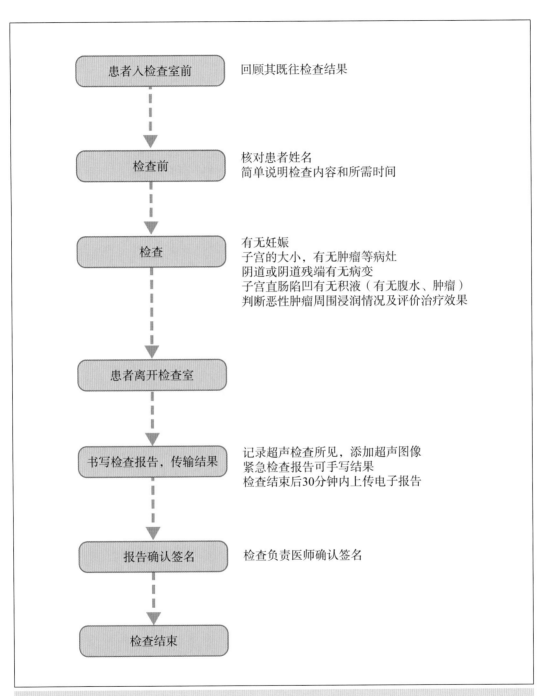

图2-60　检查具体步骤

检查报告系统举例

笔者医院采用的是阿洛卡报告系统（图2-61，图2-62）

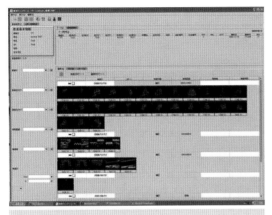

图2-61 阿洛卡报告系统（1）

检查后，患者的超声图像缩略图在系统中可全部显示，并可以参考以往的超声图像及报告。

书写报告后再选择必要的缩略图，即完成检查报告。

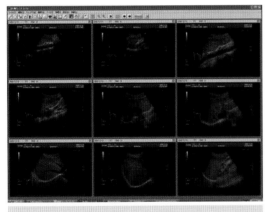

图2-62 阿洛卡报告系统（2）

报告格式的种类包括普通腹部、乳腺、甲状腺、妇科、产科、下肢血管、颈动脉、小儿肾积水、血管异常的报告等，必要时选择所需的格式并输入信息。

报告除了文字输入之外，还可使用图片描述肿瘤的位置和形状。

◆ 妇科超声报告书写举例（图2-63 ～图2-65）

超声波检查报告（腹部、浅表、血管） 检查日期

患者ID
姓名 一般 ▼
性别 女性 年龄 45岁 出生 年 月 日 主管医生
科室 妇科 ▼ 病房 ▼ 备注

【检查项目】 子宫卵巢 ▼ ▼ ▼

【申请理由】 腹部肿块

【描述】
下腹部正中有一100mm×80mm的囊性肿块，内部有丰富的乳头状结节，回声不均、边界不规则。另外，肿块内实质部分显示较多血流信号，怀疑恶性卵巢肿瘤（浆液性囊腺癌可能）。
子宫受肿块挤压移位。
直肠子宫陷凹少量腹水。

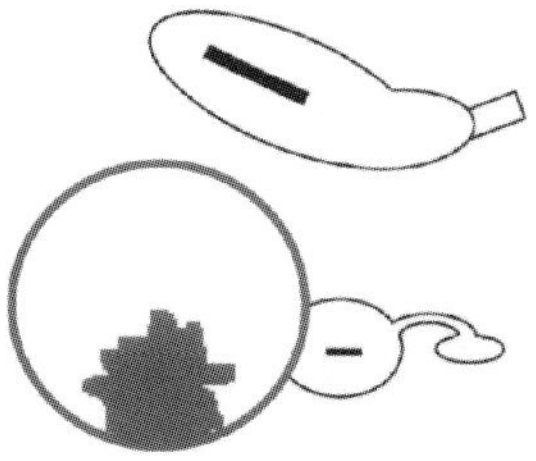

【结果】
下腹部正中囊性肿块（卵巢来源浆液性囊腺癌可能）
腹水征

【检查者1】 ▼ 【检查确认者】 【检查负责医生】 ▼
【检查者2】

北里大学医院临床检查部

图2-63 妇科超声报告（1）

超声波检查报告（腹部、浅表、血管） 检查日期

患者ID
姓名 _____ 一般 ▼

性别 女性 年龄 ____ 出生 年 月 日 主管医生
科室 妇科 ▼ 病房 ____ ▼ 备注

【检查项目】 子宫卵巢 ▼ _____ ▼ _____ ▼

【申请理由】 下腹部痛

【描述】
 子宫右侧见一囊性肿块50mm×40mm，内部呈细小颗
 粒状回声，见厚薄均匀的分隔。怀疑为子宫内膜异位
 囊肿回声。
 子宫无增大，无肌瘤回声。

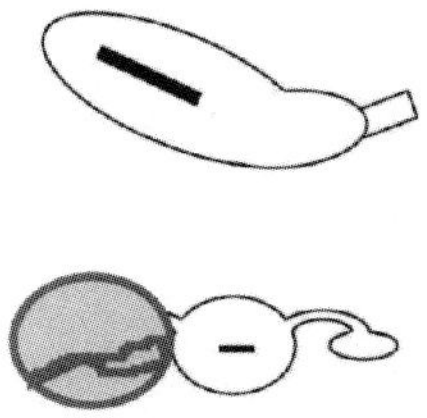

【结果】
 右卵巢：囊性肿块（待排子宫内膜异位囊肿）

【检查者1】 宇治桥 ▼ 【检查确认者】 【检查负责医生】 _____ ▼
【检查者2】

北里大学医院临床检查部

图2-64 妇科超声报告（2）

超声波检查报告书（腹部、浅表、血管） 检查日期

患者ID
姓名
性别 女性 年龄 出生 年 月 日 主管医生
科室 妇科 病房 备注

一般

【检查项目】 子宫卵巢

主诉 不规则出血

【超声描述】
  子宫体部突出一实性结节性肿块。
  肿块大小为80mm×50mm×53mm，边界清晰。
  内部回声不均，部分为液性暗区。
  怀疑为浆膜下子宫肌瘤的声像。
  两侧卵巢及直肠子宫陷凹未发现异常声像。

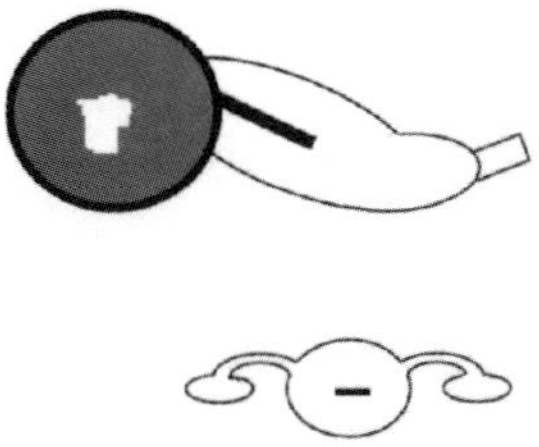

【结果】
  子宫肌瘤（浆膜下肌瘤可能）

【检查者1】 宇治桥 【检查确认者】 【检查责任医生】
【检查者2】

北里大学医院临床检查部

图2-65 妇科超声报告（3）

第三章
病 例 学 习

据说从对某些疾病熟悉到成为医师、专家的过程需要经历3个时期。这是医疗工作者也是超声检查者的必经之路。

从事超声检查的3个时期：

第一期：发现时期

第一次扫查发现疾病征象，得出图像时兴奋得忘乎所以的时期。

第二期：发展时期

对于一些常见的疾病，加上新近遇到的病例，单纯从图像表现去考虑，轻易获得解释并得出结论的时期。

第三期：收获时期

疾病所处不同的临床过程，其影像表现也有变化，认识到疾病表现的多样性，属于能够发现更新、更详细解读影像的时期。

据说在多次的失败中，多数都败在第二时期。超声波检查也会出现类似的认知发展时期，我们希望失败者继续努力达到第三时期的境界。

子 宫 篇

米勒管发育异常——双子宫

病例1 11岁 双子宫（图3-1，图3-2）

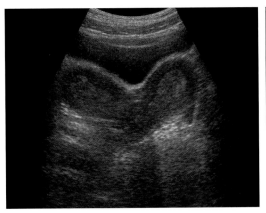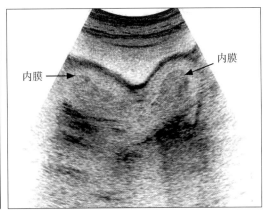

内膜 内膜

图3-1 超声图像（下腹部横切面）
子宫体部呈两个，对称，其内均有子宫内膜

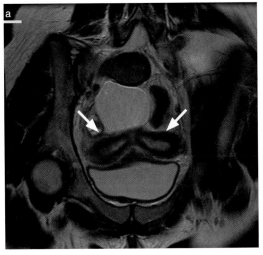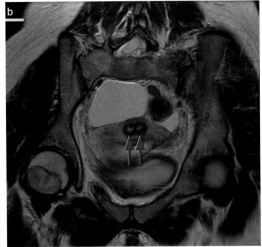

图3-2 MRI T$_2$加权像
a.子宫体部冠状切面；b.子宫颈部冠状切面
确认有两个完全独立的子宫体部（╌╌▷）与宫颈（——），即可确诊为双子宫

注意点

- 双子宫，即从子宫角到宫颈都完全重复，大多数合并阴道纵隔。

- 双子宫在米勒管畸形病例中约占5%。

- 美国生殖协会（AFS）分类中相当于米勒管畸形Ⅲ型（参照图3-6）。

- 可能合并一侧阴道闭锁和一侧肾缺如。

病例2　34岁　妊娠时的单宫颈双角子宫（妊娠19周，图3-3，图3-4）

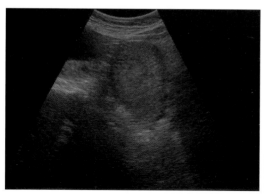

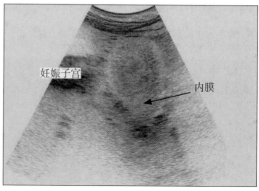

图3-3　超声图像（下腹部纵切面）

妊娠子宫的左侧另见一子宫体部声像。肥厚的左侧子宫内膜是由于单宫颈双角子宫的右侧子宫妊娠所致

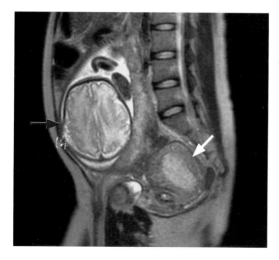

图3-4　MRI T$_2$增强加权像

呈现胎儿的头部（➡）和双角子宫的一侧子宫内膜（⇨）

注意点

- 子宫是两侧米勒管融合发展而成的，子宫和阴道畸形时卵巢是存在的，并且常具有正常的卵巢。
- 双角子宫并不是不孕的原因，但是会造成习惯性流产。
- 患者可以经阴道分娩。
- 妊娠早期双角子宫的超声诊断较容易，妊娠晚期其诊断就变得困难了。
- 妊娠后期须注意不要将一侧子宫体误诊为子宫肌瘤变性或卵巢肿瘤。

米勒管发育异常——阴道缺如

◆ 阴道缺如（米勒管发育不全）的临床

- 米勒管的下部发生异常所致。
- 阴道缺失的病例，常需要确认有无功能性子宫，或者合并始基子宫、无子宫。
- AFS分类中相当于米勒管畸形 I 型。
- 先天性子宫阴道缺如综合征（MRKH综合征）中多有此类 I 型米勒管畸形。
- 无染色体异常（46,XX）。
- 患者表现为原发性闭经，卵巢正常，基础体温呈双向型。

◆ MRKH 综合征

- 子宫和阴道上部约2/3缺失，表现为始基子宫（遗迹）。
- MRKH综合征是 I 型米勒管畸形中最多见的合并异常，90%有子宫缺如。

病例3　18岁　原发性闭经（图3-5）

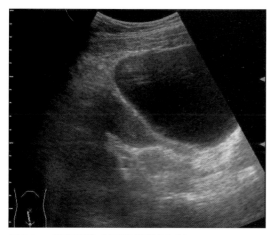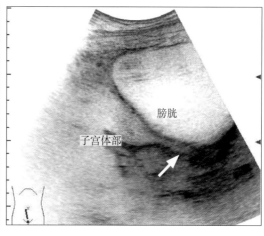

图3-5　超声图像（下腹部纵切面）
子宫声像显示只有子宫体部分，宫颈和阴道未显示（ ───▷ ），临床按MRKH综合征予以治疗，染色体为46,XX

◆ 米勒管畸形的分类（图 3-6）

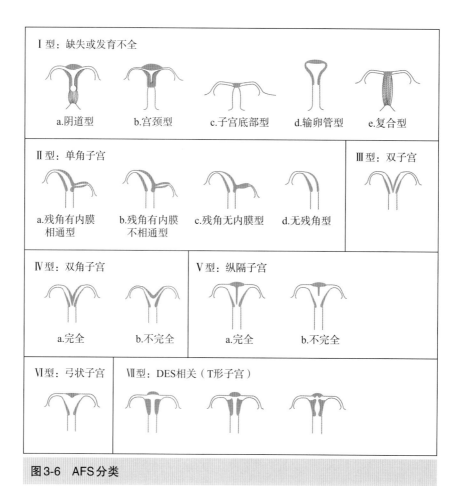

图 3-6　AFS 分类

- AFS 关于米勒管畸形的分类于 1988 年公布。
- 以往的子宫畸形分类未将阴道闭锁包括在内。

Ⅰ型：缺失或发育不全

（a. 阴道型；b. 宫颈型；c. 子宫底部型；d. 输卵管型；e. 复合型）

Ⅱ型：单角子宫

Ⅲ型：双子宫

Ⅳ型：双角子宫（a. 完全；b. 不完全）

Ⅴ型：纵隔子宫（a. 完全；b. 不完全）

Ⅵ型：弓状子宫

Ⅶ型：己烯雌酚（diethylstibestrol，DES）相关（T形子宫）

注意点

- 子宫畸形是由于两侧米勒管融合障碍所致，形成子宫形态异常，甚至阴道畸形。卵巢、输卵管及血管无明显异常。
- 米勒管畸形的分类采用AFS分类法。
- 经腹超声检查诊断子宫先天畸形，主要通过确认子宫体的内膜位置和数量进行诊断。
- 单角子宫、弓状子宫、DES相关畸形的超声检查与诊断较为困难，MRI检查对此类异常较为有效。

◆ 经腹超声检查子宫畸形的辨别技巧

- 子宫体有两个的为双子宫（Ⅲ型）或双角子宫（Ⅳa型）。
- 子宫体有一个，但内有两个内膜声像的为纵隔子宫（Ⅴ型）。

◆ DES 相关异常

- 先兆流产时使用安胎治疗药物DES，导致母体内胚胎受此药物的作用，引起胎儿先天性子宫异常。
- 其特征是宫腔呈"T"字形，故被称为T形子宫（T-shaped uterus）。

◆ DES 综合征

DES是20世纪40年代后期美国用于预防妊娠并发症或流产的药物，暴露于DES的胎儿，被发现可引起其癌症、生殖器畸形及生殖器功能异常等。

锁阴症（阴道闭锁·处女膜闭锁）

病例4　13岁　处女膜闭锁（图3-7，图3-8）

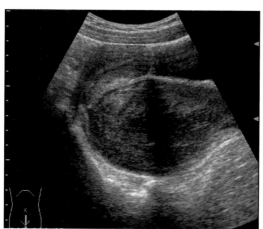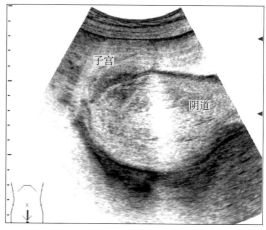

图3-7　超声图像（下腹部纵切面）

阴道部位见一椭圆形囊性结构，为扩张的阴道，内部回声增高，是阴道下段处女膜闭锁引起经血潴留的声像

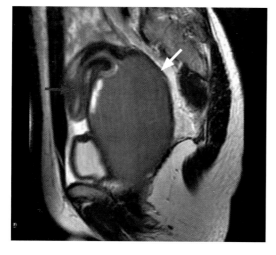

图3-8　MRI T$_2$加权像

阴道腔（┈┈▷）扩张，低信号显示陈旧性积血。

子宫体部（━━▶）

子宫和肾脏未见明显形态异常

◆ 处女膜闭锁

● 处女膜是阴道腔与阴道前庭之间的一薄膜结构，是阴道隔下端相当于泌尿生殖窦开口的一部分（参照第一章中"生殖器的发生机制"部分相关内容）。胚胎期阴道形成通畅，但因处女膜闭锁，在月经初潮时，子宫的分泌物和月经血均排至阴道腔内聚集，形成阴道内经血潴留。

● 不伴子宫和泌尿系统畸形。

注意点

- 锁阴症包括阴道闭锁、处女膜闭锁及子宫颈口闭锁。
- 阴道闭锁，指原始泌尿生殖窦发育不全导致阴道下 1/3 部分的形成障碍。
- 不属于米勒管畸形。
- 阴道腔内血肿为潴留的月经血，内部可呈多种回声。
- 与月经类似的周期性腹痛。
- 基础体温呈双向性，无月经初潮（原发性闭经）。
- 子宫、卵巢正常。

◆ 月经样的周期性腹痛

- 月经血因锁阴症无法排出阴道外，潴留在阴道及子宫腔内，并浓缩、压迫周围引起下腹阵痛，即为月经周期样的腹痛。同时形成阴道和子宫的潴留血肿。
- 老年性的下腹痛则是由于闭经后子宫腔积液引起的，若合并细菌感染可引起子宫腔积脓。

膀胱阴道瘘

病例5 膀胱阴道瘘（图3-9）

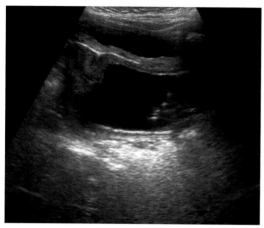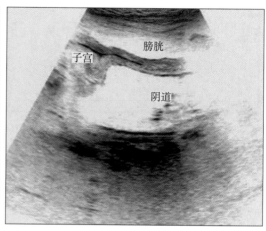

图3-9 超声图像（下腹部纵切面）

主诉：发热

阴道扩张，内部充满细小颗粒样回声。声像提示阴道闭锁可能，将细针插入阴道内排出潴留的液体，内容物培养后确认为大肠埃希菌和铜绿假单胞菌感染，故诊断为阴道炎，同时诊断为膀胱阴道瘘并尿路感染，故在阴道内留置引流管，并安装膀胱造瘘装置

注意点

- 膀胱阴道瘘通常是因手术、外伤或骨盆部位的放疗（主要为子宫颈癌治疗）导致的阴道与膀胱之间的瘘管。膀胱阴道瘘多发生在膀胱后壁，通常膀胱呈空虚状态。
- 典型的超声声像显示，空虚的膀胱和阴道内积液，偶有膀胱内积气现象。
- 如果是先天性的原因，阴道和膀胱同为泌尿生殖窦发育而来，故瘘管被认为是泌尿生殖窦的发育遗迹。

◆ 泌尿生殖窦之膀胱、尿道、阴道及附属结构的发生

胚胎发生9周时，米勒管的尾侧到达泌尿生殖窦后壁变成阴道球，部分增生肥厚形成阴道板，胎儿5个月左右形成阴道腔（参照图1-17）。

加特纳管囊肿

◆ 加特纳管囊肿的临床

- 是胎儿期的中肾管（Wolff管）尾侧的遗迹，即加特纳管发生的潴留囊肿。
- 在阴道前侧壁观察到，多数较小（0.6～2cm）。
- 小的囊肿无症状，大的囊肿可引起性交和分娩障碍。
- 可合并肾脏、输尿管及生殖器畸形。
- 加特纳管囊肿需要与宫颈腺囊肿（纳氏囊肿）、阴道闭锁相鉴别。

病例6　25岁　加特纳管囊肿（图3-10）

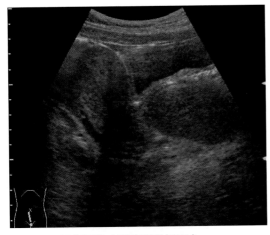
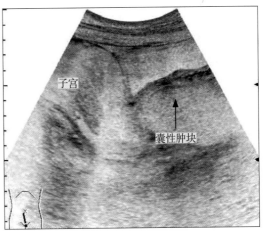

图3-10　超声图像（下腹部纵切面）
阴道前壁至左侧，有一囊性肿块，内部回声均匀。子宫无明显异常

宫内节育器

◆ 宫内节育器（IUD）定义

IUD是intrauterine contraceptive device的简称，也称为IUCD（图3-11，图3-12）。环状的节育器早就在日本普及，故统称为"节育环"。

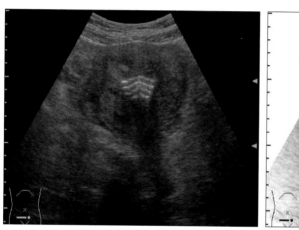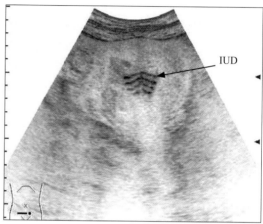

图3-11　超声图像（下腹部横断面）

子宫体部内见鱼骨形的IUD（FD-1）

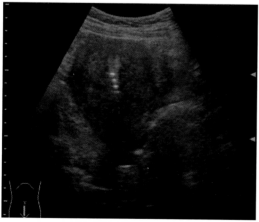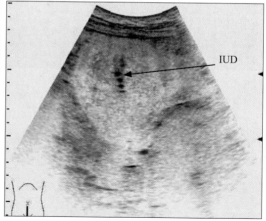

图3-12　超声图像（下腹部纵切面）

图中显示子宫体部内有一规则的强回声声像，提示IUD的存在。以此为初始切面，动态扫查，即可显示IUD的全貌。通过扫查，IUD的形状即可深刻地印在脑海中

◆ IUD 超声检查的意义

● 应按照常规定期检查，确认子宫内有无节育器、状况如何。IUD 使用约 5 年后有必要更换（铜质的可增加 2 年）。

● 确认 IUD 的种类。

● 明确有无合并妊娠。

◆ 在日本使用的 IUD 品种（图 3-13）

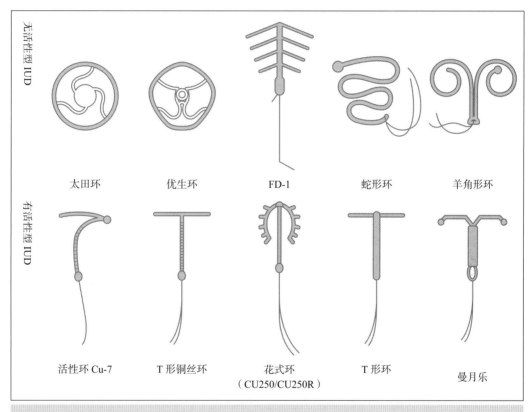

图 3-13 IUD

◆ 无活性型 IUD 和有活性型 IUD 的区别

● 无活性型：无添加药物型。

● 有活性型：添加药物型（添加铜或孕激素的 IUD）。

子宫肌瘤

◆ 子宫肌瘤的临床

- 子宫肌瘤是最常见的子宫肿瘤。

- 35岁以上的女性发病率为20% ~ 30%，好发年龄是40岁左右。

- 肌瘤不会在月经初潮前出现，闭经后呈缩小倾向，说明其生长与雌激素和孕激素的参与有关。

- 良性的平滑肌瘤由平滑肌细胞、纤维结缔组织和相对丰富的血管构成。

- 根据肌瘤发生部位不同，分为浆膜下肌瘤、肌壁间肌瘤、黏膜下肌瘤（图3-13）。

◆ 子宫肌瘤的症状

- 黏膜下肌瘤和肌壁间肌瘤的症状包括月经过多引起的贫血、痛经、不孕（着床障碍）等。

- 黏膜下肌瘤特有的症状：阵发性下腹痛、接触性出血、肌瘤脱出宫颈等。

- 带蒂肌瘤可发生蒂扭转，发生蒂扭转时可表现为急腹症。

◆ 子宫肌瘤的手术适应证

- 手术治疗包括单纯子宫全切术和肌瘤剔除术，取决于是否有保留生育的要求。

- 单纯子宫切除术，通常要保留卵巢。

- 肌瘤剔除术，虽然保留生育能力，但是多发性肌瘤的复发率较高。

- 手术指征包括阴道多量出血、膀胱或肠管受压、肿瘤生长迅速、肌瘤变性伴疼痛等。

● 根据发生部位将子宫肌瘤分为以下类型（图3-14）

（1）浆膜下肌瘤：位于子宫的表面附近，向浆膜面生长，可形成带蒂肌瘤和阔韧带内肌瘤。

带蒂肌瘤：肌瘤突出子宫后形成蒂部。

阔韧带内肌瘤：肌瘤突出并向阔韧带内生长。

（2）肌壁间肌瘤：发生并生长于子宫肌壁间。

（3）黏膜下肌瘤：位于宫腔附近，并向宫腔突出生长。

● 肌瘤脱出：部分带蒂的黏膜下肌瘤可像息肉一样悬吊于宫腔，并脱出至阴道。

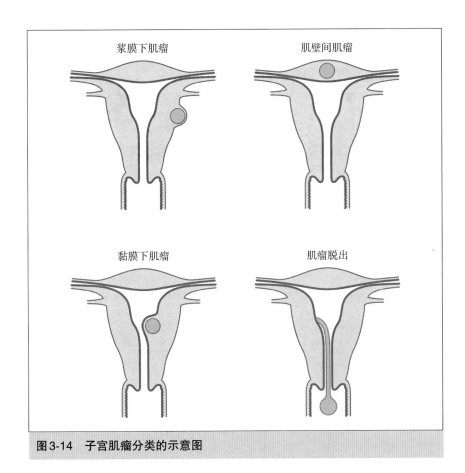

图3-14 子宫肌瘤分类的示意图

子宫肌瘤的超声表现

- 子宫肌层内边界清晰的实性肿块。

- 肌瘤内部回声稍低于或等于子宫肌层，内部结构呈旋涡状或蔓藤状。

- 瘤体内部回声取决于纤维组织和平滑肌组织的比例，纤维组织含量较多时，内部回声较高。

- 肌瘤变性时，会呈现各种各样的影像学表现。

◆ 子宫肌瘤的超声扫查要点

（1）参照子宫内膜，判断肌瘤结节的位置。

发现子宫肌瘤时，确认并参照子宫内膜的长轴可帮助判断肌瘤的位置及生长方向。

（2）判断下腹部实性肿块是否来源于子宫时，可以先从显示子宫内膜声像开始。

多发性肌瘤常表现为腹部的巨大肿块，此时有必要确认该肿块是否为子宫。

（3）出现子宫内膜变形，甚至宫腔部分扩张时，须考虑是否有黏膜下肌瘤存在。

◆ 他莫昔芬所致的子宫变化

- 他莫昔芬具有拮抗雌激素的作用，并有弱雌激素样作用。

- 对于具有雌激素受体的乳腺癌病例，他莫昔芬可降低乳腺癌术后复发的风险。

- 另一方面，他莫昔芬自身对子宫具有弱雌激素作用，可使子宫增大，并使子宫肌瘤和腺肌症增大，以及增加子宫内膜癌发生的风险。

◆ 浆膜下肌瘤的超声表现（图3-15）

- 子宫增大。

- 子宫表面凹凸不平。

- 肌瘤结节的边界回声比黏膜下肌瘤或肌壁间肌瘤清晰。

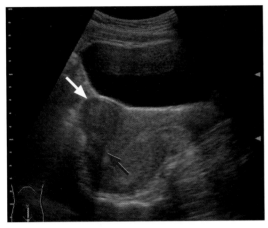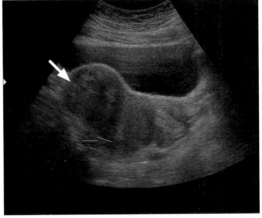

图3-15　超声图像（下腹部纵切面）
肌瘤结节（⇢），子宫内膜（⟶）

◆ 肌壁间肌瘤的超声表现（图 3-16）

- 与浆膜下肌瘤一样，子宫增大。

- 子宫表面凹凸不平，但是不如浆膜下肌瘤明显。

- 肌瘤结节的边界回声不如浆膜下肌瘤明显。

- 肌瘤的存在可因肌瘤结节的包膜呈现清晰边界得以确认，或者由于结节的回声与正常子宫肌层的回声高低不同而较易辨认。

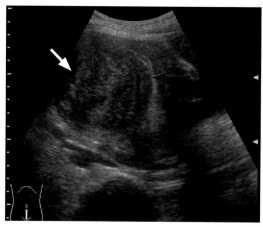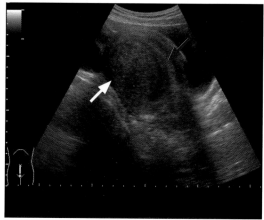

图 3-16　超声图像（下腹部纵切面）
肌瘤结节（┈┈▷），子宫内膜（──▶）

◆ 黏膜下肌瘤的超声表现（图 3-17）

- 子宫体部中央部分附近可见肌瘤结节回声。

- 子宫内膜受挤压或不连续。

- 患侧内膜向宫腔突起，宫腔出现变形、扩大和延伸等变化。

- 常合并肌壁间肌瘤。

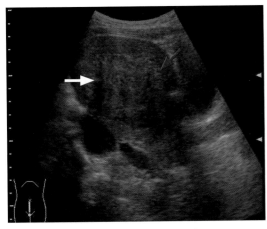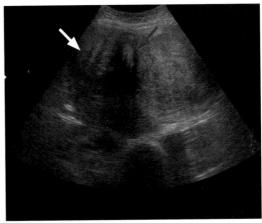

图 3-17　超声图像（下腹部纵切面）

肌瘤结节（⇒），子宫内膜（⟶）

病例7　49岁　浆膜下肌瘤（图3-18，图3-19）

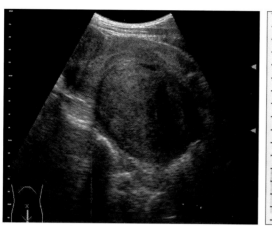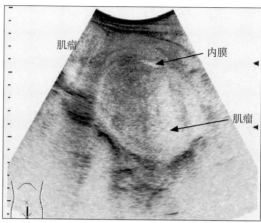

图3-18　超声图像（下腹部纵切面）

子宫体部见两个实性肿块，边界清晰，其中一个向子宫直肠陷凹突出并向前挤压子宫内膜。肿块内部回声部分呈稍高回声

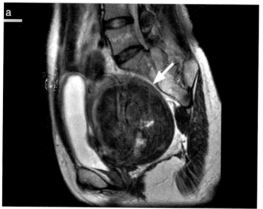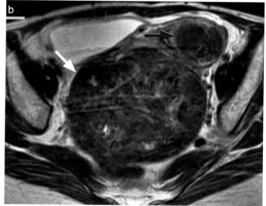

图3-19　MRI T_2加权像

a. 矢状切面；b. 水平切面

子宫体部的底后壁肌层内见一13cm×12cm×14cm的肿块（➡），低信号与高信号混杂，考虑为变性的子宫肌瘤。前壁可见低信号的肌瘤（➡）。

病理组织学诊断为子宫肌瘤缺血变性

病例8　56岁　浆膜下肌瘤（图3-20，图3-21）

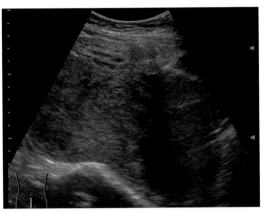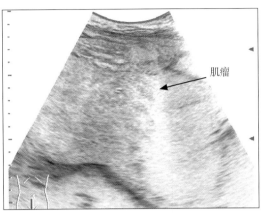

肌瘤

图3-20　超声图像（下腹部纵切面）

子宫体部后壁见实性肿块向外突起，后方有声衰减，内部呈囊性变性。

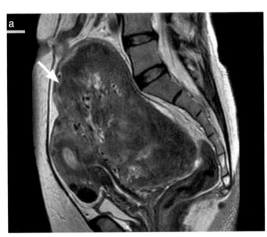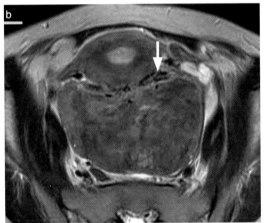

图3-21　MRI T$_2$加权像

a.矢状切面；b.水平切面

子宫体部的后壁与一低信号和高信号混杂的肿块连接。肿块与子宫之间见"血管桥征"，观察到较多的血管流空（⟶），确诊为浆膜下肌瘤

◆ 血管桥征

- 血管桥征（bridging vascular sign）是指MRI上子宫与子宫肌瘤之间存在扩张、流空的血管。

- 子宫肌瘤的营养血管来自子宫肌层，在子宫与肿块之间的假包膜内蜿蜒穿行，有助于浆膜下肌瘤的诊断。

- 大的浆膜下肌瘤需与其他腹部肿块相鉴别，有时与子宫外肿瘤鉴别困难。血管桥征为诊断浆膜下肌瘤提供有力的证据。

病例9 44岁 肌壁间肌瘤（图3-22，图3-23）

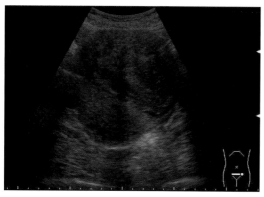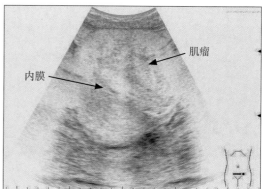

图3-22 超声图像（下腹部横断面）

子宫体部前壁与后壁的肌层内见低回声实性肿块，子宫内膜受压移位

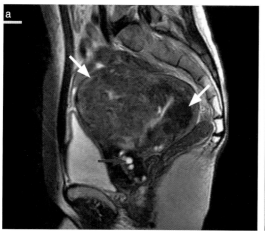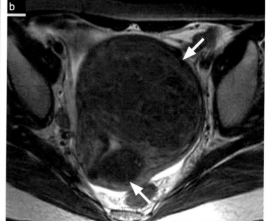

图3-23 MRI T₂加权像

a.矢状切面；b.水平切面

子宫体部的肌层内，存在低信号的肿块（⟶），内部呈不规则的高信号，诊断为肌壁间肌瘤。子宫颈部见宫颈腺囊肿（⟶）

病例10 38岁 肌壁间肌瘤（图3-24，图3-25）

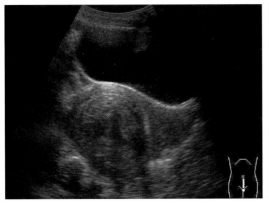
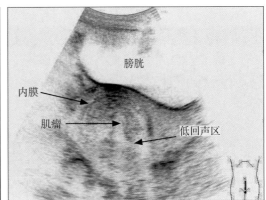

图3-24 超声图像（下腹部纵切面）
子宫体部的实性肿块，肿块的中心部分呈低回声

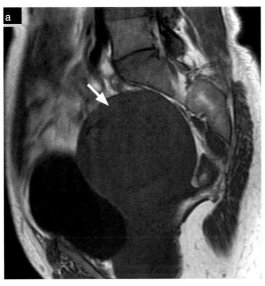
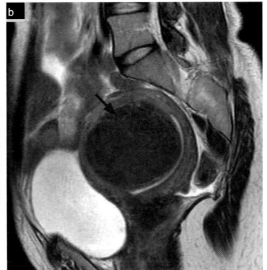

图3-25 MRI
a. T$_1$加权图像；b. T$_2$加权图像
T$_1$加权图像中子宫体部前壁的肌层呈等信号（ ⟶ ），T$_2$加权像内肿块呈低信号，边界清楚（ ⟶ ），诊断为肌壁间肌瘤

注意点

- 子宫肌瘤的MRI典型表现，T$_1$加权像呈现与子宫肌层类似的稍低信号病灶，T$_2$加权像呈现高信号的子宫肌层内有低信号病灶。合并变性时，T$_2$加权像病灶内既有低信号又有高信号。
- T$_2$加权像中，子宫内膜得以清晰显示，其与肿块的位置关系容易被确认。

病例11 48岁 黏膜下肌瘤（图3-26，图3-27）

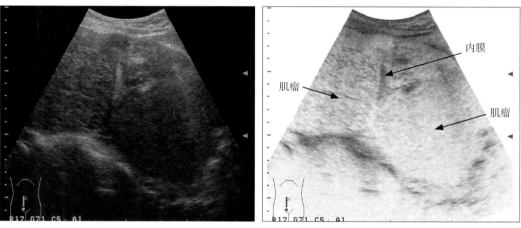

图3-26 超声图像（下腹部纵切面）
子宫有多个实性结节，内膜受压变形。超声诊断为浆膜下肌瘤、肌壁间肌瘤等多发性子宫肌瘤

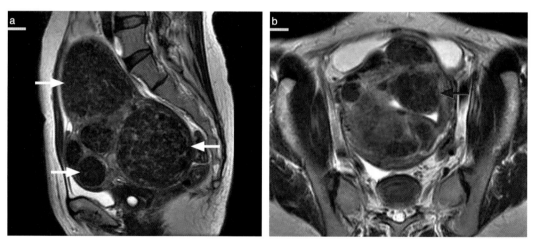

图3-27 MRI T$_2$加权像
a.矢状切面；b.水平切面
子宫体部与颈部有多个低信号肿块（ ⇢ ），内部有不规则的高信号病灶。诊断为多发性子宫肌瘤，包括浆膜下肌瘤、肌壁间肌瘤、黏膜下肌瘤（ → ）

子宫肌瘤（继发变性）

◆ 子宫肌瘤变性的临床

- 原本属于小器官的子宫快速变大，组织学检查发现几乎100%病例发生了肌瘤变性。

- 子宫肌瘤的变性包括玻璃样变性、黏液样变性、囊性变、钙化、红色变性、出血及坏死变性。

- 肌瘤增大速度较快而血供不足时，会导致囊性变的发生。

- 带蒂肌瘤发生扭转时，梗死及坏死会增加继发感染的机会。

- 钙化是继发于其他变性后的变化，并且多见于老年人的子宫肌瘤。

◆ 子宫肌瘤变性、坏死的病理组织表现

- 透明变性（玻璃样变性）：大部分肿瘤组织被嗜酸性物质所替代。有时陈旧性子宫肌瘤玻璃样变性会有部分钙盐沉积其中。

- 水肿变性：是指肿瘤内细胞肿胀，细胞之间储存着浅嗜酸性物质的状态。

- 玻璃样坏死：是指细胞失去正常形态，坏死的肿瘤细胞和周围组织之间被炎症细胞浸润，血管及肉芽组织增生，玻璃样的纤维组织穿插其中。缺血可导致此类变性的发生。

- 凝固坏死：凝固坏死的存在有其重要意义，提示肿瘤有恶性的可能性。但是在接受GnRH治疗的患者中也可出现肌瘤凝固坏死的情况。

- 黏液变性：是指肿瘤细胞之间存在黏液潴留的状态，可进一步发展为囊性变。

病例12　39岁　子宫肌瘤变性（玻璃样变性，图3-28，图3-29）

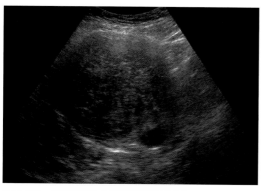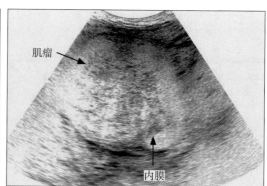

图3-28　超声图像（下腹部横切面）

子宫体部的实性结节，内部回声呈高回声与低回声的混合回声

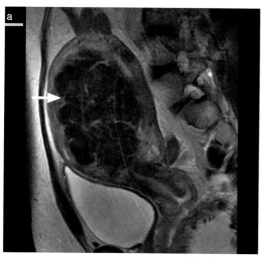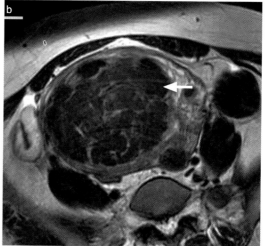

图3-29　MRI T$_2$加权像

a.矢状切面；b.横切面

子宫体部有数个边界清晰、低信号的肿块，子宫底部的肿块内部可见裂纹状的高信号（ ）。诊断考虑为子宫肌瘤玻璃样变性

注意点

- 子宫肌瘤常出现变性，最常见的变性是玻璃样变性。

- 玻璃样变性在T$_2$加权像中呈低信号，内部出现不规则的裂纹状，通常反映病灶内部有水肿。

病例13 54岁 子宫肌瘤变性（黏液样变性，图3-30，图3-31）

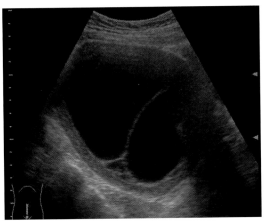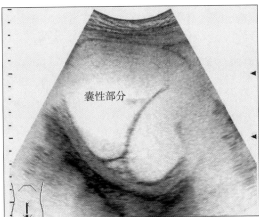

图3-30 超声图像（下腹部纵切面）

子宫体部发现囊性肿块，内部无回声，内见间隔声像

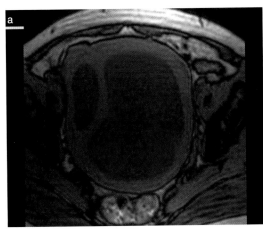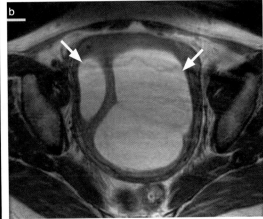

图3-31 MRI

a. T₁加权像；b. T₂加权像

T_1加权像显示子宫肌瘤内低信号，T_2加权像显示一个明显高信号的区域（———▷），边界清晰，呈囊性结构，考虑为子宫肌瘤囊性变

病例14　49岁　子宫肌瘤变性（黏液样变性，图3-32，图3-33）

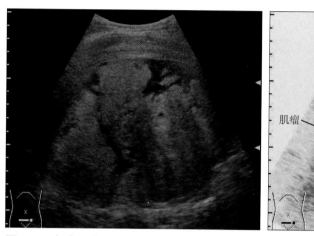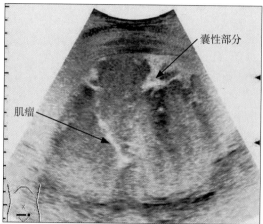

囊性部分

肌瘤

图3-32　超声图像（下腹部横切面）

下腹部正中肿块，内部回声由实性部分和囊性部分混合而成。在肿块前面可见较薄的子宫体部。上述肿块的回声提示子宫肌瘤变性可能

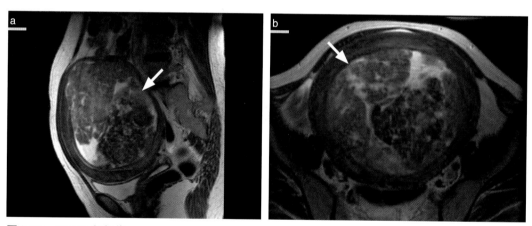

图3-33　MRI T₂加权像

a.矢状切面；b.水平切面

子宫体部的肌层见低信号与高信号混杂的肿块（➡️），是从边缘逐渐发展至中心的子宫肌瘤黏液样变性。术后的病理组织显示结节内明显的子宫肌瘤黏液样变性

> **注意点**
>
> 黏液样变性，其黏液在 T_2 加权像中呈明显的高信号。

病例15 52岁 子宫肌瘤变性（钙化变性，图3-34，图3-35）

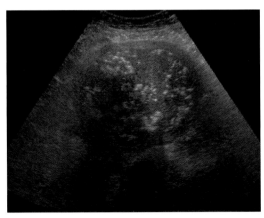
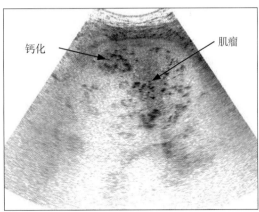

钙化　　　　　　　　　　　　肌瘤

图3-34 超声图像（下腹部横切面）
子宫体部一实性肿块，内部见散在的强回声斑，提示钙化可能

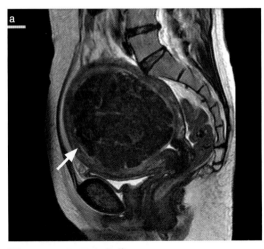
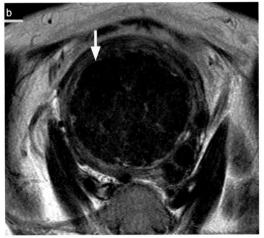

图3-35 MRI T₂加权像
a.矢状切面；b.水平切面
子宫肌层内见一边界清晰的低信号肿块，内部存在裂隙状的高信号，考虑为子宫肌瘤玻璃样变。无信号区域
（⇒）为钙化部分

注意点

肌瘤内钙化，CT显示细小的钙化呈高密度区域。在MRI上，T₁加权像中粗钙化斑，在T₂加权像中表现为无信号区，但是细小的钙化斑同样难以识别。

病例16　40岁　子宫肌瘤变性（玻璃样坏死，图3-36，图3-37）

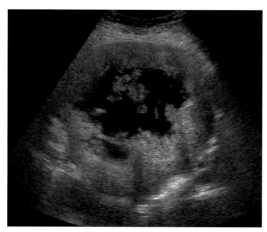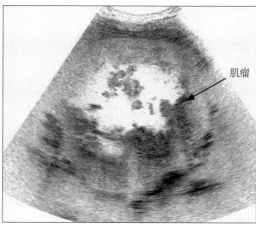

肌瘤

图3-36　超声图像（下腹部横切面）

子宫底部一肿块，中心部分呈囊性，边缘部分为实性，声像图上考虑子宫肌瘤变性可能

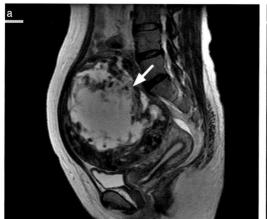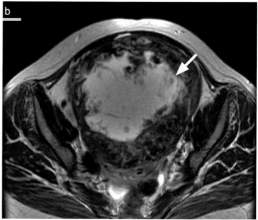

a

b

图3-37　MRI T$_2$加权像

a.矢状切面；b.水平切面

子宫前壁见浆膜下肌瘤（ ），中心部分为高信号，边缘部分为低信号，提示子宫肌瘤变性可能。病理组织所见：子宫肌瘤结节内呈明显的水肿变性，缺血所致的变性（观察到大范围的坏死）

病例17 48岁 子宫肌瘤变性（玻璃样坏死，图3-38，图3-39）

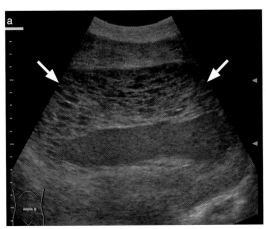 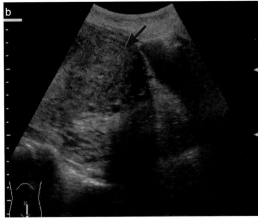

图3-38 超声图像

a.下腹部横切面；b.下腹部纵切面

下腹部一巨大肿块（⇒），这是与子宫体部相连续的实性结节（→），考虑为子宫肌瘤。肿块内部呈网格状回声，是实性结节内部的囊性结构

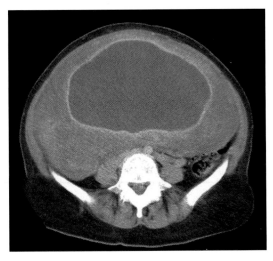

图3-39 CT图像

CT显示病灶为囊性肿块，可疑子宫内膜间质肉瘤

组织病理学显示为4700g的巨大子宫肌瘤，肿块内部高度囊性变，确认是明显的缺血坏死所致，未见恶性表现

病例18　45岁　子宫肌瘤变性（玻璃样囊性变性，图3-40～图3-43）

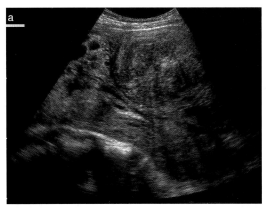
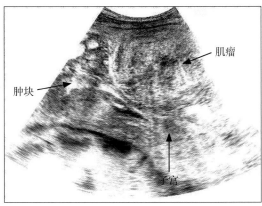

图3-40　超声图像（下腹部纵切面）

子宫体部的实性肿块提示为子宫肌瘤。下腹部有一巨大的肿块，肿块的一端与子宫肌层连续

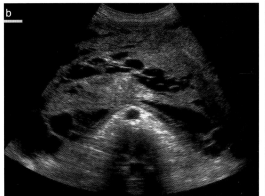
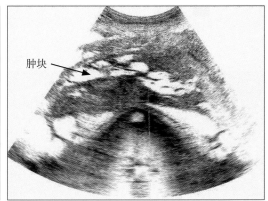

图3-41　超声图像（上腹部正中横切面）

下腹部的巨大肿块，其内为实性部分与囊性部分混合，囊性部分主要位于肿块的周边部分，声像疑为恶性卵巢肿瘤

注意点

在多发性子宫肌瘤时，有囊性化的肿块与子宫相连时，可考虑为高度变性的子宫肌瘤。

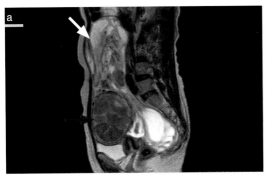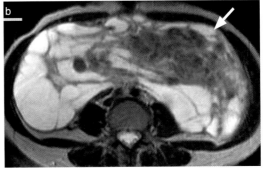

图3-42 MRI T$_2$加权像

a.矢状切面；b.水平切面

盆腔及腹腔内见一巨大的多房囊性肿块（⇒），怀疑为卵巢来源的恶性肿瘤。子宫左侧见一低信号肿块（→），考虑为子宫肌瘤

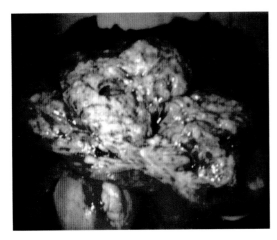

图3-43 病灶大体标本

组织病理学所见：高度玻璃样变并囊性变的子宫肌瘤，向子宫韧带内生长

肌瘤变性的超声表现

- 钙化变性呈强回声，后方伴声影。
- 红色变性或脂肪变性的高回声部分为脂肪成分的声像表现。
- 黏液样变性或囊性变性时，低回声区为液性部分。
- 出血或坏死，其囊性部分回声呈细颗粒状，血液或坏死物质可呈流动性表现。
- 变性的子宫肌瘤，内部回声多变，造成诊断难度增加。
- 尤其是肌瘤坏死合并囊性变时，难以与恶性卵巢肿瘤相鉴别。

◆ 囊性变性的子宫肌瘤与卵巢肿瘤的鉴别要点

- 注意囊性部分的位置

缺血造成的坏死，通常为中心部分呈囊性回声，外围部分多为实性回声。

卵巢癌肿块中部以实性为主，外围或中心部分见散在的囊性回声（卵巢肿块声像分类的Ⅲ与Ⅳ的鉴别）。

- 肿块与子宫肌层相连续（肌壁间肌瘤）。
- 多发性子宫肌瘤时，应考虑肌瘤变性。
- 通过显示卵巢声像来证明肿块是非卵巢来源。

◆ 子宫平滑肌瘤坏死的表现

- 坏死，是由于与肿瘤恶变相关的肿瘤细胞凝固坏死（平滑肌肉瘤），也可以是因较大的平滑肌瘤生长过程发生循环障碍所致的玻璃样坏死。
- 凝固性坏死见于约80%的平滑肌肉瘤，普通的平滑肌瘤不会出现。

凝固性坏死

- 凝固性坏死的存在提示肿瘤有恶性的可能，因此对两类坏死的鉴别很重要。
- 接受Gn-RH疗法者，其肌瘤也可出现凝固性坏死。

玻璃样坏死

- 细胞形态消失、坏死灶及周围的肿瘤组织之间炎症细胞浸润，血管及肉芽组织增生，玻璃化的纤维组织穿插其中。
- 玻璃样坏死被认为是病灶缺血所致。

巨大子宫肌瘤

病例19 28岁 巨大子宫肌瘤（图3-44，图3-45）

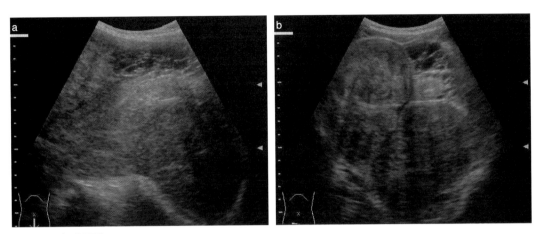

图3-44 超声图像

a.下腹部纵切面；b.下腹部横切面

下腹部中央见巨大实性肿块，内部由多个结节融合而成，部分病灶内存在囊性结构。子宫内膜显示不清，但仍考虑肿块是子宫肌瘤

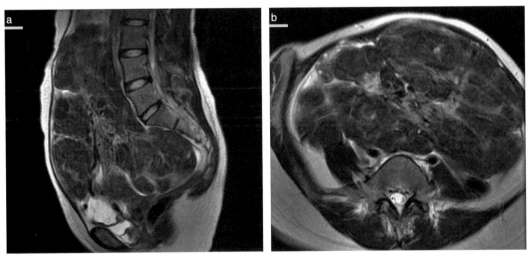

图3-45 MRI T$_2$加权像

a.矢状切面；b.水平切面

子宫明显增大，超出骨盆达腹腔内，内部多数为低信号的肿块，也可见不规则的高信号。诊断考虑为巨大的多发性子宫肌瘤，包括浆膜下肌瘤和肌壁间肌瘤

病例20　39岁　巨大子宫肌瘤（图3-46，图3-47）

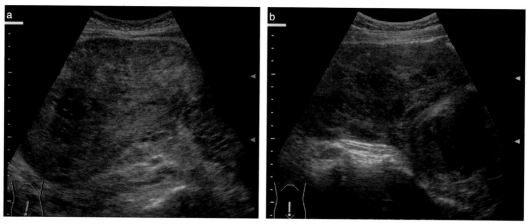

图3-46　超声图像

a.子宫底部纵切面；b.子宫颈部纵切面

下腹部中央巨大的实性肿块，肿块巨大并向腹腔突起，在其下方，可见受肿块压迫的子宫内膜声像，突出的肿块与子宫的连续性使该巨大肿块考虑为浆膜下肌瘤

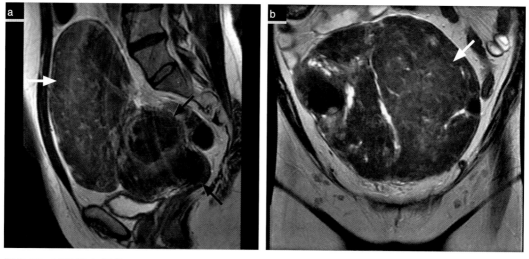

图3-47　MRI T₂加权像

a.矢状切面；b.冠状切面

腹腔内巨大的肿块（⇨），表现从低信号到高信号都有，内部呈不规则的高信号。发现其边缘出血，怀疑为变性的子宫肌瘤或实性的卵巢肿瘤。子宫后壁发现低信号肿块（→）。术后病理诊断为带细蒂的浆膜下肌瘤，肌瘤结节内退行性变性，并见一大小2cm的血肿

子宫肌瘤合并妊娠

◆ 子宫肌瘤合并妊娠的临床

【妊娠】

常造成流产、早产、习惯性流产、胎位异常、胎盘早剥、胎盘位置异常。

肌瘤结节在妊娠期间有增大的倾向。

【分娩】

阻碍产道，引起产后出血，子宫复旧不全。

【检查】

经腹部超声检查。

【治疗】

原则上以非手术治疗为主，若有肌瘤结节变性引起疼痛或带蒂肌瘤出现蒂扭转时，可在妊娠中进行肌瘤剔除术。分娩时若阻碍产道，可进行剖宫产手术分娩。

病例21 妊娠5周 子宫肌瘤合并妊娠（图3-48）

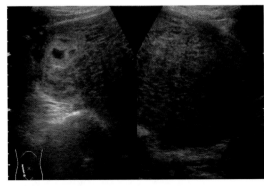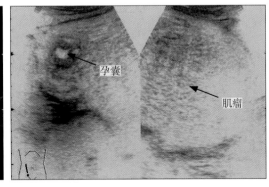

图3-48 超声图像（下腹部纵切面）

子宫体部儿乎全部被一个巨大的肌瘤所占据。孕囊位于子宫上方偏右侧，内见胚芽（胚胎）声像

静脉内平滑肌瘤

◆ 静脉内平滑肌瘤（intravenous leiomyomatosis）的临床

- 在静脉腔内存在不含坏死组织的平滑肌瘤细胞，肿瘤可位于肿瘤内外的静脉内。
- 在显微镜下或肉眼可见。
- 子宫肌瘤内的静脉中生长出良性平滑肌瘤，或者是子宫肌瘤浸润静脉并沿静脉腔内生长，从下腔静脉至心脏内都可发生。

◆ 特殊发展形式的子宫肌瘤种类

- 弥漫性平滑肌瘤病：子宫肌壁内为弥漫增生的小型子宫肌瘤。
- 静脉内平滑肌瘤症：子宫肌层的静脉壁生长出的良性平滑肌瘤，或者由这些子宫肌瘤向静脉内腔浸润生长，从下腔静脉至心脏都可发生。
- 游离性平滑肌瘤：与子宫肌层分开生长的分叶状肌瘤，由多个结节融合发展而成。
- 良性转移性平滑肌瘤：呈良性的平滑肌瘤图像表现，可向肺部等处转移。

病例22 50岁 静脉内平滑肌瘤（图3-49～图3-51）

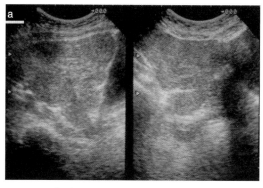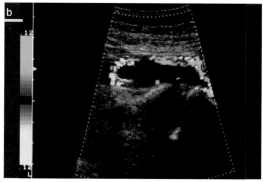

图3-49 超声图像

a.下腹部纵切面；b.下腔静脉矢状切面（彩色多普勒）

超声图像显示子宫内数个肌瘤结节，内见明显变性声像。彩色多普勒显示下腔静脉内血流信号缺损声像，怀疑血栓可能

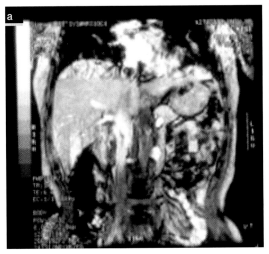
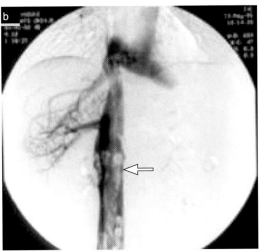

图3-50 MRI和血管造影

a. MRI T$_2$加权像；b. 血管造影

右卵巢、下腔静脉及右心房内也发现肿瘤声像（ ⟶ ）。子宫肌瘤从右侧卵巢静脉、右侧髂内静脉，向下腔静脉发展，到达右心房内，呈血管内淋巴瘤病状态［血管内淋巴瘤病（intravascular lymphomatosis，IVL）］

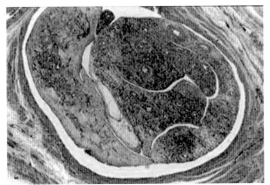

图3-51 病理组织结果

术后病理所见，此肿瘤内未见核分裂象，考虑为平滑肌瘤

子宫腺肌病

◆ 子宫腺肌病的临床

- 子宫内膜组织异位于子宫肌层内，并呈增生状态。

- 子宫腺肌病多见于40多岁妇女。

- 组织学结构由随月经周期变化的腺管上皮及其周围的间质组成。

- 子宫腺肌病多为弥漫性，子宫形态常保持正常，体积普遍增大。

- 子宫切面显示病灶边界不清，可见海绵状的小孔或散在的小出血灶。子宫内膜异位病灶的中心为出血灶，声像呈小囊状。

- 症状是伴随月经周期的异位子宫内膜出血所致的疼痛，并不规则阴道出血。

◆ 子宫腺肌病与子宫内膜异位症有区别吗？

- 广义的子宫内膜异位症分为内生性子宫内膜异位症和外生性子宫内膜异位症。内生性子宫内膜异位症即子宫腺肌病，外生性子宫内膜异位症则直接被称为子宫内膜异位症。由于两种疾病的临床特征和发病机制不同，目前被认为具有独立的疾病概念。子宫腺肌病被认为是一种特殊类型子宫内膜异位症。

- 目前子宫内膜异位症特指外生性子宫内膜症，内生性子宫内膜异位症的称谓已经不再使用。

◆ 子宫肌瘤与子宫腺肌病的鉴别（影像学表现，表 3-1）

表 3-1 子宫肌瘤与子宫腺肌病的影像学表现鉴别

	子宫肌瘤	子宫腺肌病
超声	肌瘤结节，较小的呈低回声肿块，变性时内部出现各种回声。纤维成分较多时声衰减明显，呈同心圆状分层结构	子宫增大，肌层内见边界不清的低回声区，并且内膜回声不清晰
MRI（T_2 加权像）	肌瘤内为低信号，变性时内部出现高信号区域	肌层出现边界不清的低信号区域，局部高信号提示有血液潴留

◆ 子宫肌瘤与子宫腺肌病的鉴别（临床表现，表 3-2）

表 3-2 子宫肌瘤与子宫腺肌病的临床表现鉴别

	子宫肌瘤	子宫腺肌病
共同点	● 性成熟期好发 ● 雌激素使其加剧，闭经后萎缩 ● 痛经、月经过多、不孕 ● 子宫肌瘤可合并子宫腺肌病	
不同点	妊娠时增大	妊娠时可缓解
	肌瘤可被剔除	是一种弥漫性病变，病灶不易被摘除
	无性交痛	有性交痛

● 超声检查对子宫腺肌病的诊断比较困难，MRI 检查对其诊断有优势。

● 需要与子宫腺肌病相鉴别的临床疾病主要是子宫肌瘤，但两者通常合并存在。MRI 也适用于两者的鉴别，并且具有较高的鉴别诊断效能。

病例23 48岁 子宫腺肌病（图3-52，图3-53）

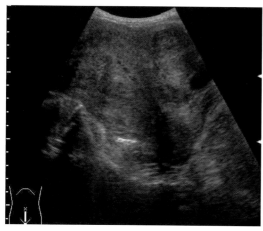
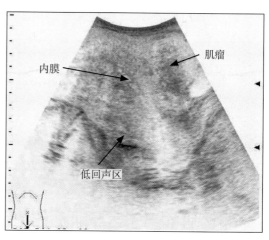

图3-52 超声图像（下腹部纵切面）

子宫体部普遍增大，前壁可见肌瘤声像，子宫内膜声像显示不清，子宫后壁内部回声不均匀，局部呈低回声区

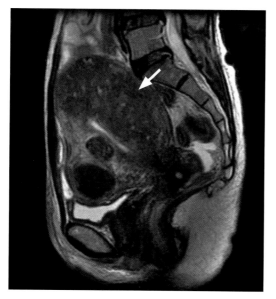

图3-53 MRI T₂加权像（矢状切面）

子宫体部后壁可见与子宫肌层连续的边界不清的低信号区（——▷）。由于病灶内有多处出血而出现细小点状的高信号，诊断考虑为子宫腺肌病

子宫体部前壁肌层为肌瘤，呈边界清晰的低信号区域

病例24 52岁 子宫腺肌病（图3-54，图3-55）

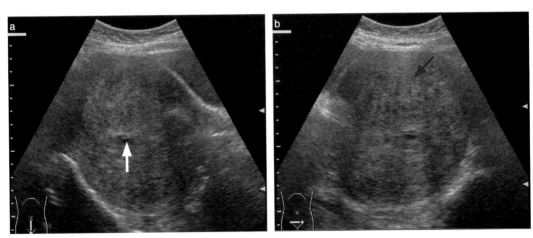

图3-54 超声图像

a.下腹部纵切面；b.下腹部横切面

子宫体部增大，子宫肌层的回声水平略有增高，子宫前壁见一低回声区（ ▷ ），内膜部分显示不清，部分呈稍低回声区（ ➙ ）。声像上没有观察到明显的肌瘤回声

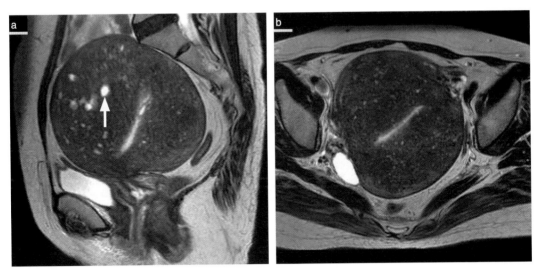

图3-55 MRI T$_2$加权像

a.矢状切面；b.水平切面

子宫显著增大，T$_2$加权像显示边界不清的低信号，病灶的四周不清晰。病灶内由于多处出血呈点状的高信号区。子宫前壁有比较大的出血灶（ ▷ ），考虑为子宫内膜异位囊肿

宫颈腺囊肿

◆ 宫颈腺囊肿（Nabothian cyst）的临床

- 宫颈腺囊肿（纳氏囊肿）是发生于宫颈内宫颈管部分的良性病变。

- 宫颈腺囊肿是由于宫颈的鳞状上皮增生，腺管闭塞形成的子宫阴道部的黏液性囊肿。

- 宫颈腺囊肿有必要与恶性腺瘤相鉴别，当出现多房性囊肿，而且囊肿壁部分有血流信号时尤其需要注意。

- 宫颈腺囊肿常为多发性，通常为散在分布，而恶性腺瘤的囊性结构常聚集在一起。

◆ 恶性腺瘤（图3-56）

- 恶性腺瘤是子宫颈部的特殊类型的黏液性囊腺癌，与多囊性的宫颈腺囊肿相似，若多房性囊肿的分隔出现实性部分时可以认为是前者。

- 细胞呈轻度核异型，多数病例细胞学检查难以早期发现，故预后不良。

- 细胞学检查时，发现有类胃幽门腺体细胞类型可有助于诊断。

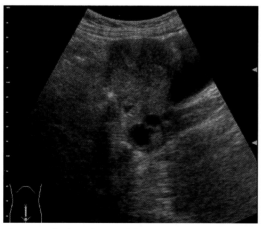 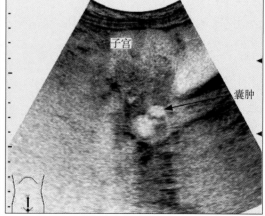

图3-56 超声图像（下腹部纵切面）
子宫颈部见一边界清晰小圆形的囊肿，毗邻子宫颈管

盆腔淤血综合征

◆ 盆腔淤血综合征的临床

- 盆腔淤血综合征（pelvic congestion syndrome，PCS）是由于卵巢静脉瓣功能不全形成静脉曲张所致，导致病理性的痛经、月经紊乱、下腹痛、外阴痛及性交痛，包括特征性的周期性慢性盆腔疼痛。

- 左侧卵巢静脉逆流较为常见。

- 多数育龄期多产妇有子宫阔韧带和卵巢静脉丛静脉扩张。

- 髂内静脉系统中，阴部静脉曲张与之关系密切。

- 影像学表现为子宫周围扩张迂曲的管状结构。

- 仰卧位检查时，静脉曲张的扩张并不明显，因此易被忽略。

病例25 39岁 盆腔淤血综合征（图3-57）

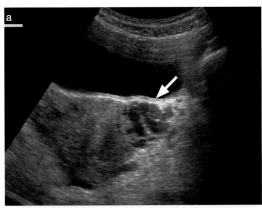
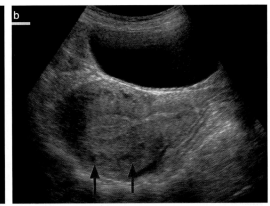
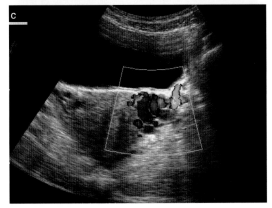

图3-57 超声图像

a.横切面；b.矢状切面；c.横切面（彩色多普勒）

主诉：下腹部，痛经

图像显示子宫左侧见扩张迂曲的管状结构（⟶▷）。矢状切面显示子宫增大，并见前壁和后壁的肌层内大量弯曲的无回声区（⟶），彩色多普勒确认是曲张的静脉结合临床表现诊断为盆腔静脉淤血综合征

子宫内膜息肉

◆ 子宫内膜息肉的临床

- 子宫内膜息肉是子宫内膜表面突出的内膜腺体和间质良性增生形成的结节性病变。
- 所致的子宫内膜增厚与月经前的内膜增厚是不同的，可呈现为类圆形的结节，多数情况难以通过经腹超声检查诊断，经阴道超声宫腔造影（Sonohysterography）诊断较容易。

病例26　13岁　子宫内膜息肉（图3-58，图3-59）

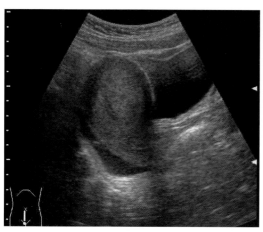

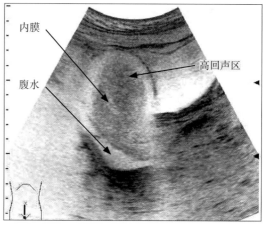

内膜

高回声区

腹水

图3-58　超声图像（下腹部纵切面）
主诉：月经不调
子宫内膜内局部呈高回声区，直肠窝内见少量腹水声像

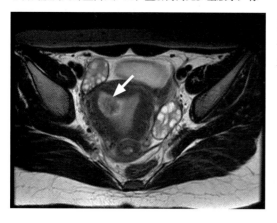

图3-59　MRI T$_2$加权像（水平切面）
子宫腔内见一突出的带蒂的肿块（⟹），T$_2$加权像显示边缘呈高信号，中心呈低信号

◆ 宫腔超声造影（Sonohysterography）

在经阴道超声检查的同时，向子宫腔内注入生理盐水或葡萄糖溶液，观察子宫腔形态的检查方法。

宫　颈　癌

◆ 宫颈癌的临床

【年龄】

子宫颈癌多见于40岁左右，但是也有高龄发病者。

【病理】

子宫颈癌多数为鳞状细胞癌（约占宫颈癌的85%）。

根据有无角质化、细胞大小，被分为三种类型。

- 角化型癌
- 大细胞非角化型
- 小细胞非角化型

【诊断与检查】

- 细胞学检查：早期病变筛查。
- 阴道镜检查：细胞学检查异常时进行。
- 组织学诊断：阴道镜检查发现异常时进行组织学诊断。
- 肿瘤标志物：如SCC、CEA。

【预后】

五年生存率为：Ⅰ期约90%；Ⅱ期约70%；Ⅲ期约40%；Ⅳ期约10%。

肿瘤较大、有淋巴结转移都是预后不良因素，腺癌比鳞状细胞癌预后差。

【生长方向】

年轻妇女宫颈的鳞-柱交接部（SCJ）向宫颈管外移行，发展为外生性癌，而高龄者其SCJ向宫颈管内移行，癌症表现为内生性。

子宫颈癌的超声表现

子宫颈癌在常规超声检查时难以诊断。

当发现如下特征时，应排除宫颈癌。

- 子宫颈部增大声像。
- 宫颈见不规则肿块声像。
- 膀胱及两侧组织可见浸润声像。
- 子宫腔内积脓。

病例27　52岁　宫颈癌（临床分期：Ⅲb期，图3-60，图3-61）

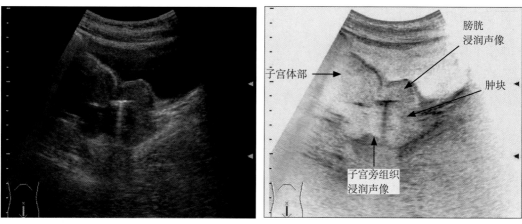

图3-60　超声图像（下腹部纵切面）

子宫颈部增大，发现内部有边界不清晰、形状不规则的实性肿块。怀疑肿块向膀胱及子宫两旁组织浸润，肿瘤内部的异常回声考虑为气体

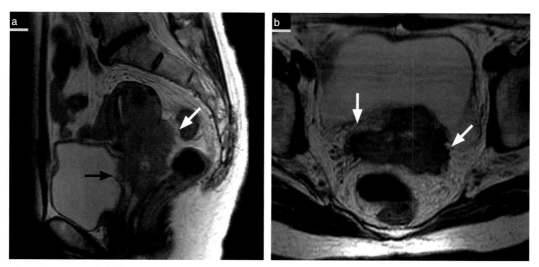

图3-61　MRI T₂加权像

a.矢状切面；b.水平切面

子宫颈部及其周围可见中等信号的肿块。可见膀胱浸润（━━▶），宫旁组织浸润（┈┈▷）。

实施的治疗方案为放疗、化疗并行疗法（concurrent chemoradiation，CCRT），原发病灶消失，并且未见明显复发病灶

病例28　57岁　宫颈癌（临床分期：Ⅲb期，图3-62，图3-63）

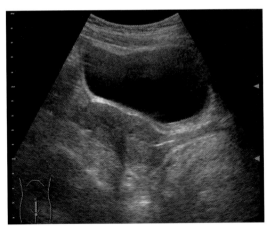
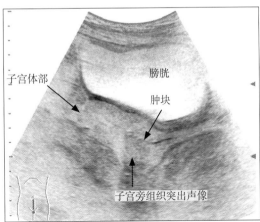

子宫体部　膀胱

肿块

子宫旁组织突出声像

图3-62　超声图像（下腹部纵切面）

子宫颈部增大，可见边界不清、形状不规则的实性肿块。子宫旁组织突出声像提示浸润可能，未见明显阴道壁增厚
声像

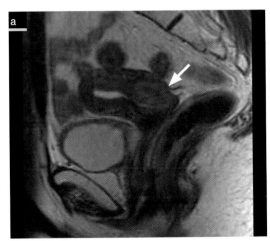
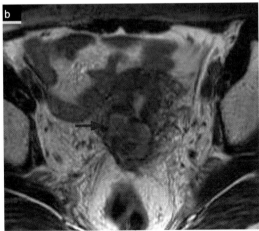

图3-63　MRI T₂加权像

a.矢状切面；b.水平切面

图像显示子宫颈部高信号的肿瘤（———▷）。右侧的间质环（Stromal Ring）出现断裂声像，考虑为子宫旁组织浸润
所致

病理组织学诊断：鳞状细胞癌

病例29　48岁　宫颈癌（临床分期：Ⅲb期，图3-64，图3-65）

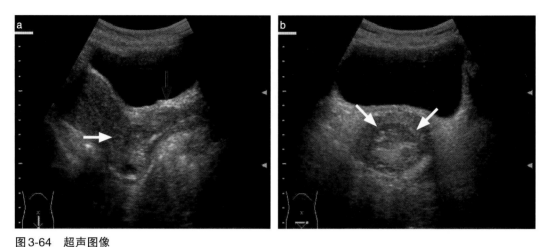

图3-64　超声图像

a.子宫纵切面；b.子宫颈部横切面

子宫颈部增大，呈低回声和高回声混杂的肿块声像（⟹），可疑阴道浸润声像（⟶）。

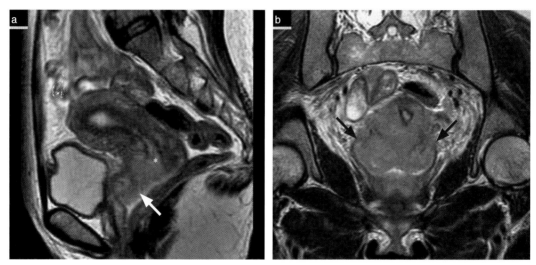

图3-65　MRI T₂ 加权像

a.矢状切面；b.冠状切面

子宫颈部可见高信号肿块（＊），并可见宫旁组织（⟶）及阴道壁浸润（⟹）

病理组织学诊断：鳞状细胞癌

病例30 46岁 宫颈癌（临床分期：IVb期，图3-66，图3-67）

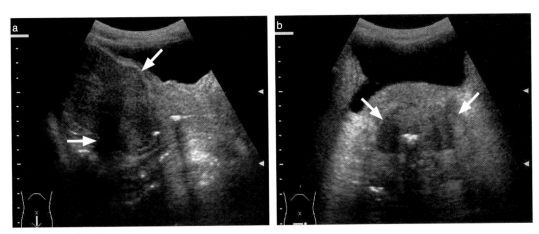

图3-66 超声图像

a.子宫纵切面；b.子宫颈部横切面

子宫颈部增大，见边界不清的低回声肿块（⇢）。子宫旁组织及膀胱的边界不清，并且阴道肥厚，怀疑为肿瘤浸润声像

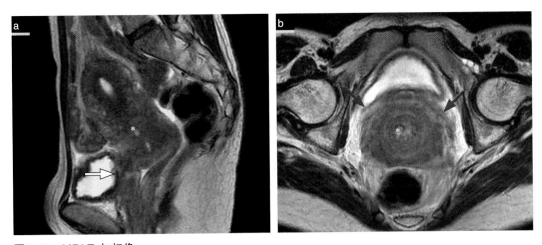

图3-67 MRI T₂加权像

a.矢状切面；b.水平切面

子宫颈部见不均匀高信号肿瘤（＊），阴道壁浸润（⇢），子宫旁组织（➡）及膀胱呈现浸润表现。肝脏、肺、脑有远处转移

病理组织学诊断：鳞状细胞癌

◆ 子宫颈肿瘤的组织学类型

A.上皮性肿瘤及相关病变（epithelial tumours and related lesions）

a.鳞状上皮病变（squamous lesions）

1）鳞状上皮乳头状肿瘤（squamous papilloma）

2）尖锐湿疣（condyloma acuminatum）

3）核异型-原位癌（dysplasia-carcinoma in situ），子宫颈上皮内瘤样病变（cervical intraepithelial neoplasia：CIN）

　a）轻度核异型（milddysplasia）（CIN1）

　b）中度核异型（moderate dysplasia）（CIN2）

　c）高度核异型（severe dysplasia）（CIN3）

　d）原位癌（carcinoma in situ）（CIN3）

4）微小浸润鳞状细胞癌（microinvasive squamous cell carcinoma）

5）鳞状细胞癌（squamous cell carcinoma）

　a）角化型（keratinizing type）

　b）非角化型（nonkeratinizing type）

　c）特殊型（special type）

　（1）疣状癌（verrucous carcinoma）

　（2）扁平湿疣癌（condylomatous carcinoma）

　（3）乳头状扁平上皮癌（papillary squamous cell carcinoma）

　（4）淋巴上皮肿瘤样癌（lymphoepithelioma-like carcinoma）

b.腺上皮病变（glandular lesions）

1）宫颈息肉（endocervicalpolyp）

2）米勒管乳头状瘤（Mullerian papilloma）

3）腺体核异型（glandular dysplasia）

4）上皮内腺癌（adenocarcinoma in situ）

5）微小浸润腺癌（microinvasive adenocarcinoma）

6）腺癌（adenocarcinoma）

　a）黏液性腺癌（mucinous adenocarcinoma）

　（1）宫颈内型（endocervital type）

　　（a）恶性腺瘤（adenoma malignum，minimal deviation adenocarcinoma）

　　（b）绒毛腺管状乳头腺癌（villoglandular papillary adenocarcinoma）

　（2）肠型（intestinal type）

　b）类内膜腺癌（endometrioid adenocarcinoma）

　c）明细胞腺癌（clear cell adenocarcinoma）

　d）浆液性腺癌（serous adenocarcinoma）

　e）中肾性腺癌（mesonephric adenocarcinoma）

c.其他上皮性肿瘤（other epithelial tumours）

1）腺鳞状上皮癌（adenosquamous carcinoma）

2）透明细胞癌（glassy cell carcinoma）

3）囊腺样癌（adenoid cystic carcinoma）

4）腺样基底细胞癌（adenoid basal carcinoma）

5）类癌（carcinoid）

6）小细胞癌（small cell carcinoma）

7）未分化癌（undifferentiated carcinoma）

B.间叶细胞肿瘤（mesenchymal tumours）

葡萄状肉瘤（sarcoma botryoides）（胚胎性横纹肌肉瘤（embryonal rhabdomyosarcoma）

C.上皮性·间叶性混合肿瘤（mixed epithelial and mesenchymal tumours）

1）腺纤维瘤（adenofibroma）

2）腺肌瘤（adenomyoma）

异型息肉样腺肌瘤（变异型）（atypical polypoid adenomyoma（variant））

3）腺肉瘤（adenosarcoma）

　a）同质性腺肉瘤（adenosarcoma，homologous）

　b）异质性腺肉瘤（adenosarcoma，heterologous）

4）癌肉瘤（carcinosarcoma）

　a）同质性癌肉瘤（carcinosarcoma，homologous）

　b）异质性癌肉瘤（carcinosarcoma，heterologous）

恶性米勒管混合肿瘤（malignant mullerian mixed tumour）

恶性中胚层混合性肿瘤（malignant mesodermal mixed tumour）

D.其他类型肿瘤（miscellaneous tumours）

1）恶性黑色素瘤（malignant melanoma）

2）恶性淋巴瘤（malignant lymphoma）

E.继发性肿瘤（secondary tumours）

（日本妇产科学会，日本病理学会，日本医学影像学会编：宫颈癌诊治指南，修订第2版，金原出版，1997）

◆ 进展分期

进展分期影响肿瘤的治疗和预后，其包含的信息尤为重要。目前，日本妇产科学会为了与国际接轨，便于在国际学术研讨会交流，采用国际抗癌联盟（UICC）的TNM分期及国际妇产科协会（FIGO）的临床进展期分类。

◆ 宫颈癌的临床进展分期（日本妇产科学会 1997 年，FIGO 1994 年）

日本妇产科学会颁布的宫颈癌临床进展期分类是采用FIGO（1994年）的进展期分类标准。

0期：上皮内癌（注1）

Ⅰ期：肿瘤局限在宫颈（不考虑有无子宫体部浸润）。

  Ⅰa期：只能依靠组织学诊断的浸润癌。肉眼能够发现的表面浸润病灶已经是Ⅰb期。浸润是指间质浸润深度小于5mm，范围直径不超过7mm。深度浸润是指浸润不超过表皮的基底层（注2）下方5mm，有无浸润（静脉或淋巴）并不改变进展分类。

  Ⅰa1期：间质浸润深度3mm以内，范围直径不超过7mm。

  Ⅰa2期：间质浸润深度超过3mm，在5mm以内，范围直径不超过7mm。

  Ⅰb期：临床上病灶明显局限在宫颈，或者临床上不明显，但是范围超过了Ⅰa期。

  Ⅰb1期：病灶径线≤4cm。

  Ⅰb2期：病灶径线超过4cm。

Ⅱ期：肿瘤扩散超过宫颈，但是尚未达盆壁或阴道下1/3处。

  Ⅱa期：表现为阴道壁浸润，宫旁组织未见明显浸润。

  Ⅱb期：表现为宫旁组织浸润。

Ⅲ期：肿瘤浸润达盆壁，盆壁与肿瘤病灶之间不再有"无癌区"，或肿瘤浸润至阴道下1/3处。

  Ⅲa期：肿瘤浸润至阴道下1/3处，宫旁组织浸润未达盆壁。

  Ⅲb期：宫旁组织浸润已达盆壁。或者出现肾积水和肾衰竭（注3）。

Ⅳ期：肿瘤范围超出真骨盆，侵犯膀胱、直肠黏膜。

  Ⅳa期：浸润至膀胱、直肠黏膜。

  Ⅳb期：范围超出真骨盆。

注1. FIGO分类的0期表示为上皮内癌或CIN 3级。

注2. 浸润深度的测量在FIGO分类中也可以是腺上皮的基底层。

注3. 不过要排除非癌症原因引起的肾积水或肾衰竭。

放疗前后的宫颈癌

病例31　38岁　宫颈鳞状细胞癌（临床进展分期：Ⅲb期，图3-68～图3-70）

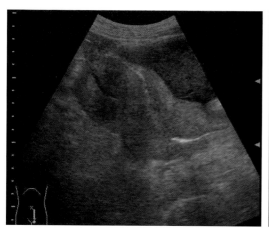

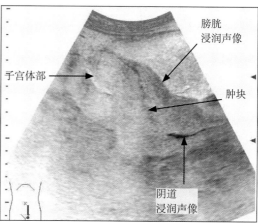

膀胱
浸润声像

子宫体部

肿块

阴道
浸润声像

图3-68　放疗前超声图像（下腹部纵切面）
宫颈增大，内见边界不清的实性肿瘤，阴道及膀胱、宫旁组织浸润声像

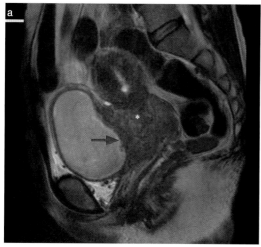

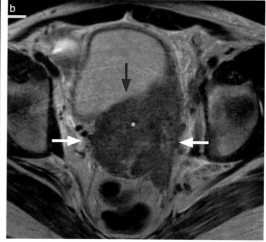

图3-69　放疗前MRI T₂加权像
a.矢状切面；b.水平切面
宫颈见一大小约7cm的边界不清的肿块（＊），膀胱（———）及宫旁组织（⇒）见浸润表现

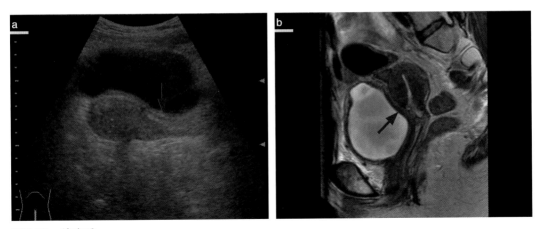

图3-70　放疗后

a.超声图像（下腹部纵切面）；b. MRI T$_2$加权像（矢状切面）

病例31患者，经阴道内照射和外照射联合放疗后的子宫。超声图像及MRI T$_2$加权像显示，宫颈的肿块缩小，声像上已经无法辨认病灶（——→）

◆ 宫颈癌淋巴结转移的进展分期分类及治疗方案（表3-3）

表3-3　宫颈癌淋巴结转移的进展分期分类及治疗方案

	淋巴结转移	治疗方案
0期	无	宫颈锥切术，单纯全子宫切除术
Ⅰa2期	4%	次广泛全子宫切除术＋盆腔淋巴结清扫术
Ⅰb期	13%	广泛全子宫切除术＋盆腔淋巴结清扫术
Ⅱ期	进展分期级别越高，转移率越高	
Ⅲ期		放疗，远处转移病例可使用化疗
Ⅳ期		

◆ 宫颈癌的放射治疗

● 宫颈鳞状细胞癌的放疗，主要用于Ⅲ期以上无法进行根治术的晚期癌症，Ⅰ／Ⅱ期的高龄患者或有合并症等原因无法进行手术的病例也可选择放疗。

● 宫颈腺癌对放射线敏感性低，容易导致淋巴结转移或远处转移。

● 阴道内照射和外照射联合使用。

宫颈癌复发

◆ 宫颈癌的预后

- 宫颈癌的预后因素中，进展分期是最重要的预后因素，0期至Ⅰa期的治愈率几乎达100%，临床进展分期越高，预后越差。

- 5年生存率为，Ⅰ期82.1%，Ⅱ期62.8%，Ⅲ期38.8%，Ⅳ期12.5%（日本妇产科学会报道）。

- 腺癌的预后比鳞状细胞癌更差。

病例32　54岁　子宫内膜癌术后（图3-71）

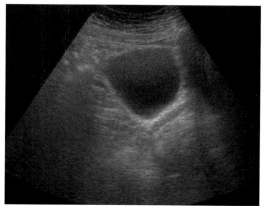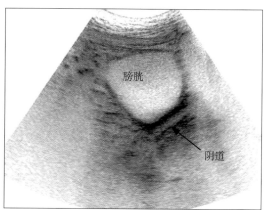

图3-71　超声图像（下腹部纵切面）
术后的阴道残端。阴道显示正常，无复发病灶，阴道残端未见明显肿块声像

病例33　72岁　宫颈癌术后复发（图3-72～图3-74）

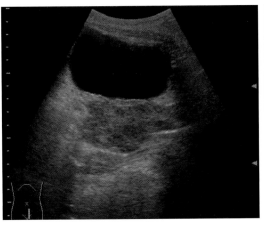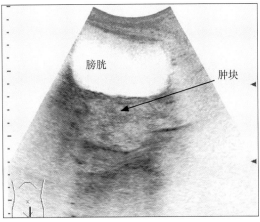

图3-72　超声图像（下腹部纵切面）

术后的阴道残端处见一形态不规则的实性肿块，及阴道肥厚声像

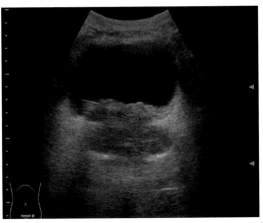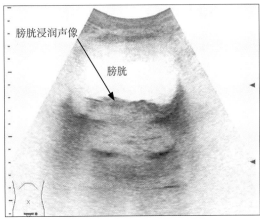

图3-73　超声图像（下腹部横切面）

膀胱壁边界不清，膀胱后壁不规则，呈息肉样肿块隆起，考虑是膀胱壁浸润所致

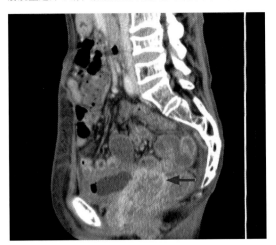

图3-74　CT图像

盆腔内见复发病灶（——►），膀胱、直肠、小肠及周围盆壁呈浸润表现

子 宫 体 癌

◆ 子宫体癌的临床

【年龄】

子宫体癌多见于50多岁女性，近年来40多岁的女性发病率增加。

【病理】

子宫体癌多为内膜样腺癌（约占80%）。根据细胞异型程度，腺癌成分中实性部分的含量不同，将肿瘤分为如下1级、2级、3级。

- 1级（高分化型）：腺体成分为主，实质性部分很少，多为Ⅰ期，预后良好。
- 3级（低分化型）：实质性部分占50%以上，常伴肌层浸润，预后不良。
- 2级：介于1级和3级之间。

【诊断及检查】

- 子宫内膜细胞学诊断：早期病变的筛查。
- 组织学诊断：内膜组织学诊断，子宫内膜诊刮。
- 宫腔镜检查：直接观察病灶。
- 肿瘤标志物：无特异性。

【治疗】

首选手术治疗，另有放疗、化疗、促黄体生成激素疗法等。

【预后】

5年生存率：Ⅰ期约90%，Ⅱ期约80%，Ⅲ期约60%，Ⅳ期约20%。肌层浸润是影响预后的重要因素之一。深肌层浸润时，淋巴结转移率高，有报道称5年生存率为59%左右。

子宫体癌的超声表现

- 绝经后妇女的子宫内膜增厚，呈高回声。
- 肌层浸润时，高回声范围增大，边界不清。
- 子宫内膜癌并子宫下段粘连时，可出现宫腔积脓声像。

病例34　55岁　子宫体癌（临床进展分期：Ⅱ期，图3-75，图3-76）

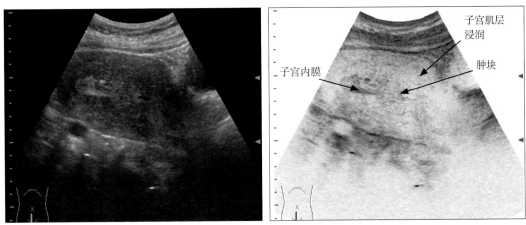

图3-75　超声图像（下腹部纵切面）

子宫内膜回声增厚，宫腔内见边界不清的肿块，肌层边界不清，怀疑有肌层浸润

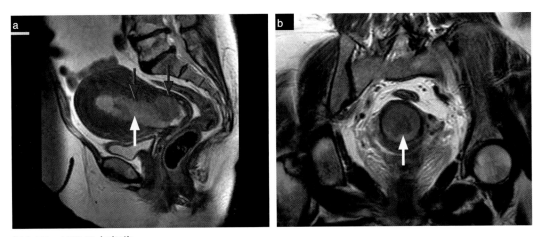

图3-76　MRI T$_2$加权像

a.矢状切面；b.水平切面

子宫内膜增厚，并与宫颈管内一中等信号强度的肿块连续（ ⇒ ）。子宫肌层及宫颈管间质（ ➤ ）有浸润表现

病例35 62岁 子宫体癌（手术进展分期：Ⅱa期，图3-77，图3-78）

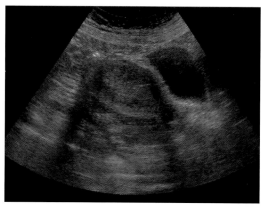
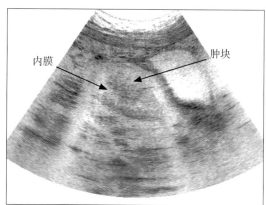

图3-77 超声图像（下腹部纵切面）

子宫内膜回声增厚，内见边界不清的高回声肿块

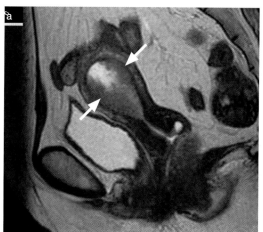
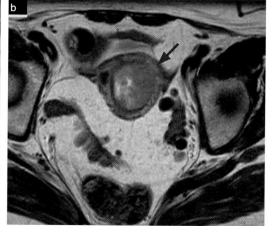

图3-78 MRI T$_2$加权像

a.矢状切面；b.水平切面

子宫腔扩张，内见中等强度信号的肿块（⇨），左侧肌层不连续，提示1/2以内的肌层浸润（→）。病理组织学诊断：内膜样腺癌（分化程度：1级）

病例36 67岁 子宫体癌（临床进展分期：Ⅳb期，图3-79，图3-80）

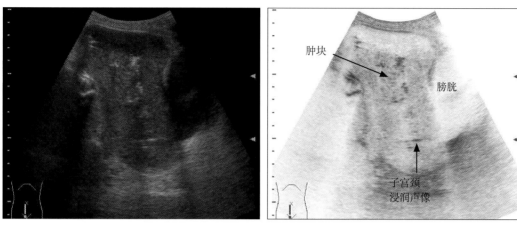

图3-79 超声图像（下腹部纵切面）

子宫增大，子宫内膜无法显示，整个子宫内被实性肿块占据，考虑为子宫体肿瘤并肌层浸润

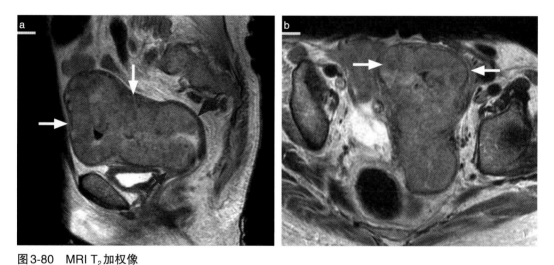

图3-80 MRI T$_2$加权像

a.矢状切面；b.水平切面

子宫腔及宫颈管内见稍高信号的肿瘤（⇒），子宫肌层及宫颈间质浸润（→）。腹主动脉和肺动脉旁淋巴结有远处转移

◆ 子宫体肿瘤的病理组织类型

Ⅰ.**上皮性肿瘤和相关病变**（epithelial tumours and related lesions）

A.子宫内膜增殖症（endometrial hyperplasia）

　1.单纯型子宫内膜增殖症（endometrial hyper plasia, simple）

　2.复杂型子宫内膜增殖症（endometrial hyper plasia, complex）

B.不典型子宫内膜增殖症（atypical endometrial hyperplasia）

　1.单纯型不典型子宫内膜增殖症（atypical endometrial hyperplasia, simple）

　2.复杂型不典型子宫内膜增殖症（atypical endometrial hyperplasia, complex）

C.子宫内膜息肉（endometrial polyp）

D.子宫内膜癌（endometrial carcinoma）

　1.内膜样癌（endometrial carcinoma）

　　a）内膜样腺癌（endometrial adenocarcinoma）

　　b）内膜样腺癌伴鳞状细胞分化（endometrioid adenocarcinoma with squamous differentiation）

　2.浆液性腺癌（serous adenocarcinoma）

　3.透明细胞腺癌（clear cell adenocarcinoma）

　4.黏液性腺癌（mucinous adenocarcinoma）

　5.鳞状细胞癌（squamous cell carcinoma）

　6.混合癌（mixed carcinoma）

　7.未分化癌（undifferentiated carcinoma）

Ⅱ.**间叶性肿瘤和相关病变**（mesenchymal tumours and related lesions）

A.子宫内膜间质肿瘤（endometrial stromal tumour）

　1.子宫内膜间质结节（endometrial stromal nodule）

　2.低度恶性子宫内膜间质肉瘤（endometrial stromal sarcoma, low grade）

　3.高度恶性子宫内膜间质肉瘤（endometrial stromal sarcoma, high grade）

B.平滑肌肿瘤（smooth muscle tumour）

　1.平滑肌瘤（leiomyoma）

　　a）富细胞性平滑肌瘤（cellular leiomyoma）

　　b）上皮样平滑肌瘤（epithel ioidleiomyoma）

　　c）异形平滑肌瘤（bizarre leiomyoma）

　　d）脂肪平滑肌瘤（lipoleiomyoma）

　2.恶性度不明确的平滑肌肿瘤（smooth muscle tumour of uncertain malignant potential）

　3.平滑肌肉瘤（leiomyosarcoma）

　　a）上皮样平滑肌肉瘤（epithelioid leiomyo sarcoma）

　　b）黏液性平滑肌肉瘤（myxoid leiomyo sarcoma）

　4.其他类型平滑肌肿瘤（other smooth muscle tumours）

　　a）转移性平滑肌瘤（metastasizing leimyoma）

　　b）静脉内平滑肌瘤症（intravenous leiomyo matosis）

　　c）弥漫性平滑肌瘤症（effuse leiomyo matosis）

C.子宫内膜间质-平滑肌混合肿瘤（mixed endometrial stromal and smooth muscle tumour）

D.腺瘤样肿瘤（adenomatoid tumour）

E.其他间叶性肿瘤（other mesenchymal tumours）

　1.同源性间叶性肿瘤（mesenchymal tumour homologous）

　2.异源间叶性肿瘤（mesenchymal tumour, heterologous）

Ⅲ.**混合性上皮-间叶肿瘤**（mixed epithelial and mesenchymal tumours）

A.良性混合性上皮-间叶肿瘤（benign mixed epithelial and mesenchymal tumour）

　1.腺纤维瘤（adenofibroma）

　2.腺肌瘤（adenomyoma）

　　息肉样异型腺肌瘤（atypical polypoid adenomyoma）

B.恶性混合性上皮-间叶肿瘤（malignant mixed epithelial and mesenchymal tumour）

　1.腺肉瘤

　　a）同质性腺肉瘤（adenosarcoma, homologous）

　　b）异质性腺肉瘤（adenosarcoma, heterologous）

　2.癌纤维瘤（carcinofibroma）

　3.癌肉瘤（carcinosarcoma）

　　a）同质性癌肉瘤（carcinosarcoma, homologous）

　　b）异质性癌肉瘤（carcinosarcoma, heterologous）

Ⅳ.**其他肿瘤**（miscellaneous tumours）

A.性索样肿瘤（sex cord-like tumour）

B.生殖细胞型肿瘤（tumour of germ cell type）

C.神经外胚层性肿瘤（neuroectodermal tumour）

D.恶性淋巴瘤-白血病（malignant lymphoma and leukemia）

E.其他原发性肿瘤（others）

Ⅴ.**继发性肿瘤**（secondary tumours）

Ⅵ.**无法分类肿瘤**（unclassified tumours）

【附】滋养细胞疾病的组织分类（滋养细胞疾病的诊治规则）

Ⅰ.葡萄胎（hydatidiform mole）

A.完全性葡萄胎〔complete（total）mole〕

B.部分性葡萄胎（partial mole）

C.侵袭性葡萄胎（invasive mole）

Ⅱ.绒癌（choriocarcinoma）

Ⅲ.胎盘部位滋养细胞肿瘤（Placental site trophoblastic tumor）

Ⅳ.持续性滋养细胞疾病（persistent trophoblastic disease）

Ⅴ.其他病变

A.过度植入胎盘部位（exaggerated placental site）

B.胎盘着床部位结节（placental site nodule and plaque）

（日本妇产科学会，日本病理学会，日本医学影像学会编：子宫体癌的诊治规范，第2版，金原出版，1996，及日本妇产科学会，日本病理学会编：滋养细胞疾病诊治规范，第2版，金原出版，1995）

◆ 子宫体癌的手术进展分期（日本妇产科学会1995年，FIGO 1988年）

子宫体癌的进展分期，采用术后的进展分期，是由术后取出的标本检查而决定。不进行手术的病例，可采用以前的临床进展分期（传统分期）。

0期：子宫内膜不典型增殖症
Ⅰ期：肿瘤局限于宫体
　Ⅰa期：局限于子宫内膜
　Ⅰb期：浸润至子宫肌层1/2以内
　Ⅰc期：浸润子宫肌层超出1/2
Ⅱ期：肿瘤位于宫体并延伸至宫颈
　Ⅱa期：宫颈腺体浸润
　Ⅱb期：宫颈间质浸润
Ⅲ期：肿瘤侵犯至宫外，尚未超出真骨盆，或转移至某些区域的淋巴结
　Ⅲa期：侵袭附件和（或）浆膜层，和（或）腹腔细胞学诊断阳性
　Ⅲb期：阴道转移
　Ⅲc期：盆腔淋巴结和（或）腹主动脉淋巴结转移
Ⅳ期：肿瘤扩散超出真骨盆，明显侵犯膀胱或肠黏膜
　Ⅳa期：膀胱和（或）肠黏膜浸润
　Ⅳb期：腹腔内和（或）远处淋巴结转移均为远处转移
【分期注意事项】
（1）首次治疗为非手术的病例（如放疗），可采用以前的临床进展分期。
（2）各期的腺癌根据组织学的分化程度又可分为各亚分类。
（3）0期的治疗不包括在统计内。FIGO并未设定0期，日本妇产科学会为了与以往的分类一致设定了0期。
G3—主要成分为实性或不完全未分化癌
GX—组织分化程度不清楚
注：1.0期不计入治疗统计中。
　　2.肿瘤扩散至宫外为Ⅱ期或Ⅳ期，而转移至阴道、输卵管或卵巢属于Ⅲ期。
　　3.单纯的胞状水肿不属于Ⅳ期。

◆ 子宫体癌的临床进展分期（传统分期）

0期：子宫内膜不典型增殖症
Ⅰ期：肿瘤局限于宫体
　Ⅰa期：宫腔长度≤8cm
　Ⅰb期：宫腔长度＞8cm
Ⅱ期：肿瘤自宫体向宫颈蔓延
Ⅲ期：肿瘤扩散至子宫外，尚未超出真骨盆腔
Ⅳ期：肿瘤超出真骨盆腔，明显侵犯膀胱或肠黏膜
　Ⅳa期：扩散至膀胱、直肠、乙状结肠或小肠等毗邻器官
　Ⅳb期：远处转移

子宫积水、积血、积脓

◆ 宫腔内积液的原因

宫腔内积液的内容物，为浆液性时称子宫积水（hydrometra），为血液时称子宫积血（hematometra），为脓液时称子宫积脓（pyometra）。

【宫颈管闭锁是造成宫腔内积液的原因】

1.宫内感染（闭经后的宫颈管狭窄、闭塞）。

2.先天性畸形。

3.恶性肿瘤（宫颈癌、子宫体癌）。

4.子宫癌症放疗后。

因为子宫癌症造成宫腔内积液的病例，一般是宫颈癌引起子宫积液或积脓多见，子宫体癌引起子宫积脓血多见。

注意点

闭经后的女性，若出现宫腔扩大并宫腔内积液时，有必要排查子宫癌症，因为这是造成宫颈闭锁的原因之一。但是闭经后的老年女性宫颈管闭锁导致宫腔内积液的发生率为8.9%，所以必须注意此类宫腔内积液病理检查可为阴性。

◆ Simpson 征

宫颈及宫颈管狭窄、闭塞引起子宫积脓、积液达到一定量，子宫收缩排出内容物时，可伴随阵发性的下腹部疼痛，这就是Simpson征，是子宫癌特有的症状。

病例37　76岁　宫颈癌（Ⅳb期）并子宫积水的病例（图3-81，图3-82）

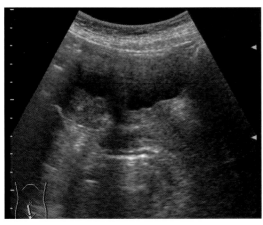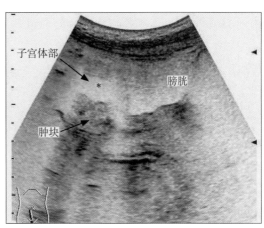

图3-81　超声图像（下腹部纵切面）

宫颈见边界不清的实性肿块，阴道及膀胱呈浸润表现，并可见子宫积液（＊）

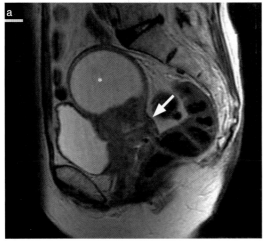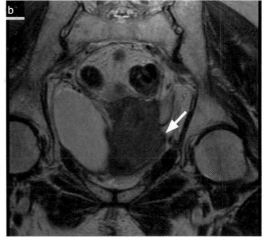

图3-82　MRI T$_2$加权像

a.矢状切面；b.水平切面

宫颈见等信号的肿块（ ），并可见阴道壁浸润、宫旁组织和膀胱浸润及淋巴结转移。宫腔内呈囊状扩张提示子宫积水（＊）

病理组织学诊断：鳞状细胞癌

病例38　81岁　宫体癌（Ⅱ期）并子宫积血的病例（图3-83，图3-84）

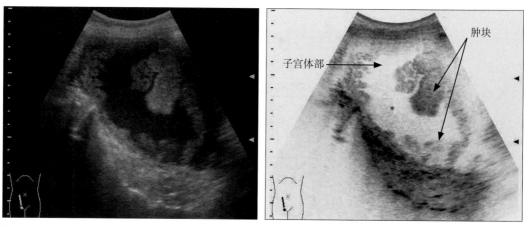

图3-83　超声图像（下腹部纵切面）
宫体内见散在的形态不规则的实性肿块，宫腔扩张，内见液体潴留（＊）

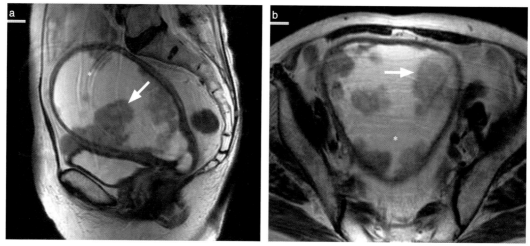

图3-84　MRI T₂加权像
宫腔扩张，肌层菲薄，子宫积血状态（＊），宫腔内见实性肿瘤突出（⇨），怀疑为子宫体部的恶性肿瘤

病例39 81岁 闭经后宫颈管闭锁并子宫积脓的病例（图3-85，图3-86）

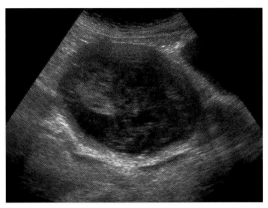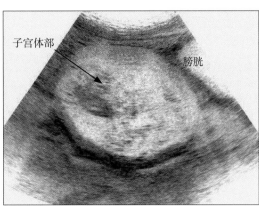

图3-85 超声图像（下腹部纵切面）

子宫体部增大，宫腔呈囊状扩张，内见微细颗粒状回声，部分呈高回声，考虑为子宫积脓

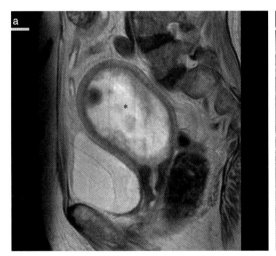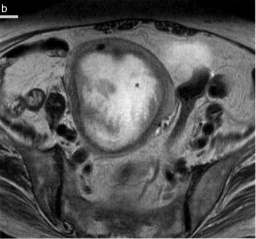

图3-86 MRI T$_2$加权像

a.矢状切面；b.水平切面

宫腔扩大，T$_2$加权像显示呈中至高信号，为子宫积脓（＊）状态。宫颈及宫体部未见明确肿瘤性病变。子宫底部可见肌瘤。引流后排出230ml的脓性液体，细胞学检查未见恶性表现

子宫肉瘤

◆ 子宫肉瘤的临床

- 子宫肉瘤是发生在子宫体部的肌肉组织和结缔组织等非上皮组织（间充质）的恶性肿瘤。
- 子宫肉瘤中，癌肉瘤约占50%，平滑肌肉瘤约占40%，内膜间质肉瘤占5%～10%。
- 大部分发生在闭经后，发现闭经后子宫迅速增大时，有必要怀疑子宫肉瘤。
- 子宫内膜间质肉瘤的低级别类型（low grade type），好发于35～42岁，也可发生于年轻人。
- 凝固坏死见于约80%的平滑肌肉瘤，而正常的平滑肌内不会出现。

◆ 癌肉瘤的临床

- 具有癌和肉瘤两种成分的恶性肿瘤。
- 病理组织学分类属于WHO分类的子宫肉瘤。
- 若肉瘤的成分全部为子宫来源，则称为同源性（homologous），包括子宫内膜间质肉瘤、平滑肌肉瘤、纤维肉瘤等；若肿瘤成分为非子宫来源，则称为异源性（heterologous），包括横纹肌肉瘤、软骨肉瘤、骨肉瘤、脂肪肉瘤等种类。

子宫肉瘤的超声表现

子宫肉瘤没有特征性表现，通常不能与子宫肌瘤相鉴别，仅靠超声图像无法诊断，闭经后肿块有快速增大倾向，结合临床表现有助于诊断。

- 子宫肌层内存在与肌层相连的类圆形或不规则形肿块。
- 快速增大时可以观察到坏死部分。
- 彩色多普勒可显示丰富的血流信号。

病例40 85岁 子宫癌肉瘤（图3-87，图3-88）

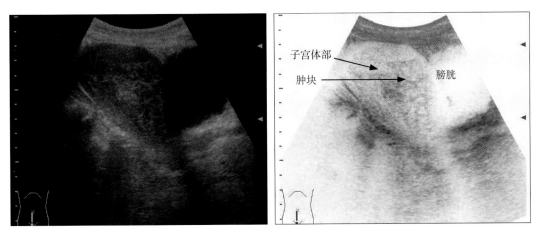

图3-87 超声图像（下腹部纵切面）

子宫体增大，内膜位置及边界不清，内见高回声的肿块。声像上怀疑为子宫体部肿瘤

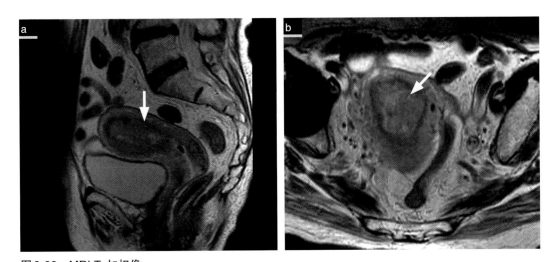

图3-88 MRI T$_2$加权像

a.矢状切面；b.冠状切面

宫腔内见中等信号强度的肿瘤（━━▷），JZ（junctional zone）连续性中断，提示肌层浸润。病理组织学诊断：子宫癌肉瘤，同源性（内膜间质）＋异源性（横纹肌）

病例41　58岁　子宫癌肉瘤（图3-89，图3-90）

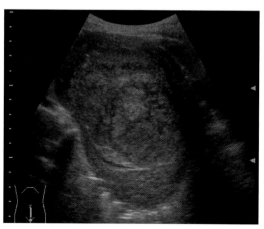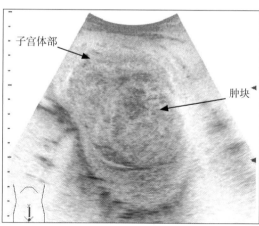

图3-89　超声图像（下腹部纵切面）

子宫体部见实性肿块，内部回声部分呈高回声，部分呈低回声，部分呈混合回声。声像提示为子宫肌瘤（肌壁间肌瘤）可能

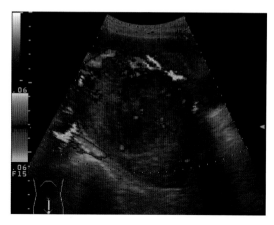

图3-90　超声图像（彩色多普勒）

彩色多普勒图像显示肿块周边丰富动脉血流信号。病理组织学诊断：子宫癌肉瘤，同源性。肿瘤内伴广泛的凝固坏死、黏液变性，缺乏特别的分化倾向。未分化内膜肉瘤成分占大部分

病例42 50岁 平滑肌瘤（低度恶性，图3-91，图3-92）

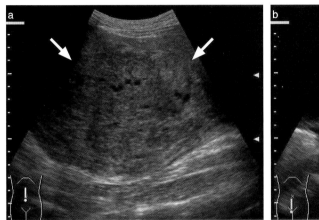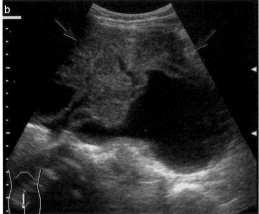

图3-91 超声图像

a.子宫底部纵切面；b.宫颈纵切面

子宫底部见实性肿块，声像提示为浆膜下肌瘤（⇢）。宫颈附近见一部分为实性、部分为囊性的混合性肿块（——➤），由于宫底部有肌瘤声像，故怀疑为子宫肌瘤变性坏死，但是需要与卵巢癌相鉴别

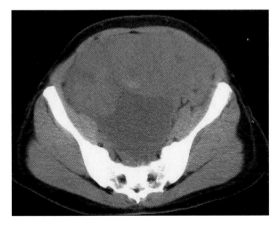

图3-92 CT图像

盆腔内及右下腹部见囊性肿块，内部有些高密度的实性部分，怀疑是卵巢肿瘤或子宫肌瘤。病理诊断：肿瘤整体表现为富细胞性平滑肌瘤的图像，部分为凝固坏死，未见不典型的大型肿瘤细胞，也未进一步发现10/10HPF以上的核分裂象，故确定不是平滑肌肉瘤。诊断为平滑肌肿瘤（低度恶性）。术后按照子宫肉瘤临床规范处理

滋养细胞疾病——葡萄胎

◆ 葡萄胎的临床

【流行病学】

亚洲人多见，发病率随着年龄的增长而增加。流产病例中的发生频率为41∶1。

【分类】

完全性葡萄胎（其中未见胚胎组织）。部分性葡萄胎（与胎儿畸形或胎儿死亡有关）。

【病因】

完全性葡萄胎由父系染色体所致。95%完全性葡萄胎的染色体为46,XX，部分性葡萄胎的染色体为三倍体或三体征。

【病理】

滋养细胞过度增殖，绒毛间质水肿囊性化，绒毛间质内血管缺如。

【超声图像】

高回声区内呈多小囊声像（泡状结构，vesicular pattern）。

【检查】

尿中hCG呈高值，血中hPL呈低值。

【治疗】

清宫术。

【预后】

葡萄胎后，2%发生绒癌，10%继发侵蚀性葡萄胎。

◆ 滋养细胞疾病

滋养细胞疾病是指胎盘绒毛滋养层产生的朗格汉斯（Langhans）细胞和合体细胞组成的肿瘤。滋养细胞疾病包括葡萄胎和绒癌。其是继发于妊娠、除外非妊娠性绒癌（归类为卵巢肿瘤）的肿瘤。

◆ 男性与发病

葡萄胎的发生：受精后所有母源的染色体要么向着卵子的极体方向排出，要么失活，只有父源染色体呈存活状态。受精时为23,X，体细胞分裂后形成父源染色体的二倍体，即46,XX。

病例43 妊娠7周 完全性葡萄胎（图3-93）

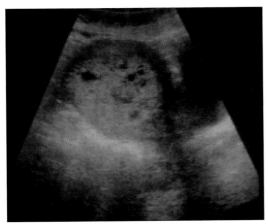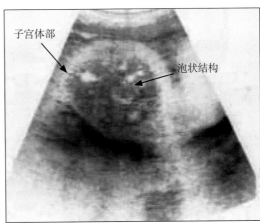

图3-93 超声图像（下腹部纵切面）

整个子宫腔内见高回声区中散在分布的小囊声像，呈泡状结构。宫腔内充满葡萄胎组织

病例44 妊娠8周 部分性葡萄胎（图3-94）

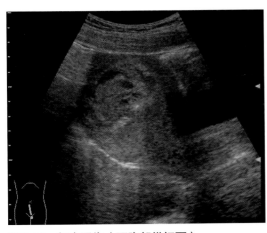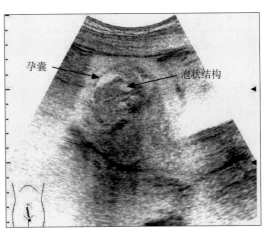

图3-94 超声图像（下腹部纵切面）

子宫内孕囊见块状的含有小囊泡的高回声区，可见胚芽，此为部分性葡萄胎

阴 道 癌

◆ 阴道癌的临床

【定义】

阴道的原发性恶性肿瘤。

【好发部位】

阴道上部后壁好发。

【超声表现】

阴道壁变形或连续性中断，伴阴道内实性肿块。

【病理组织表现】

鳞状细胞癌多见（80%～90%）。

【抗癌药物】

博来霉素对鳞状细胞癌有效。

【鉴别诊断】

宫颈癌、膀胱癌、直肠癌浸润阴道（继发性）。

◆ 阴道癌的进展期 / 恶性程度分类—FIGO 分类

Ⅰ期：肿瘤局限于阴道内。

Ⅱ期：肿瘤浸润毗邻组织，但尚未达盆壁。

Ⅲ期：肿瘤浸润至盆壁。

ⅣA期：肿瘤浸润膀胱或直肠黏膜，范围超出真骨盆腔。

ⅣB期：远处转移。

病例45 45岁 阴道癌（图3-95，图3-96）

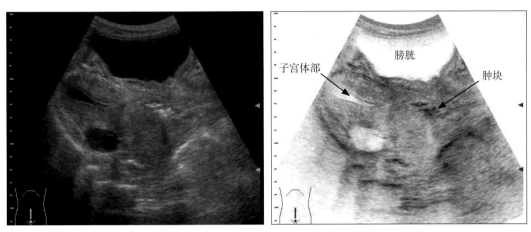

图3-95 超声图像（下腹部纵切面）

主诉：阴道异常出血。阴道至宫颈处见边界不清的实性肿块。阴道外的周边组织与直肠分界不清，怀疑浸润可能。子宫体部可见子宫积水，右侧输尿管扩张声像

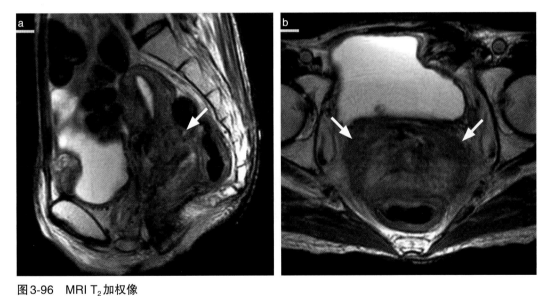

图3-96 MRI T$_2$加权像

a.矢状切面；b.水平切面

阴道后壁见轻度高信号的边界不清的肿块（⟶），周围脂肪组织或直肠浸润可能。病理组织学诊断：鳞状细胞癌

卵巢、附件篇

卵巢肿瘤

◆ 卵巢肿瘤的发生模式图（图 3-97）

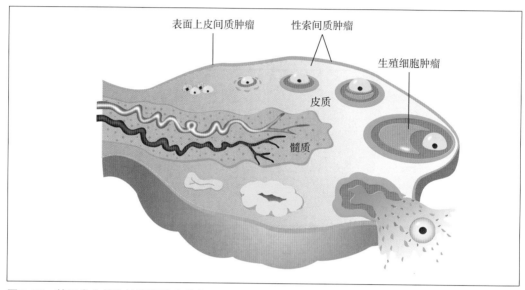

图 3-97　基于发生部位的卵巢肿瘤分类

◆ 表面上皮间质肿瘤

【特征】

胚胎期体腔上皮源性的卵巢表面上皮是肿瘤的好发处。交界性恶性肿瘤是恶性和良性之间的中间类型。约占全部卵巢肿瘤的 70%，占恶性肿瘤的 80% ～ 90%。

【主要种类】

浆液性肿瘤、黏液性肿瘤、内膜样肿瘤、透明细胞肿瘤、Brenner 瘤等。

◆ 性索间质肿瘤

【特征】

肿瘤细胞来源于卵巢的颗粒细胞和卵泡膜细胞，类似睾丸中的支持细胞和间质细胞。占全部卵巢肿瘤的 6% ～ 8%。此类肿瘤大部分会产生激素。

【主要种类】

颗粒细胞瘤、卵泡膜细胞瘤、纤维瘤、支持-间质细胞瘤等。

◆ 生殖细胞肿瘤

【特征】

自生殖细胞发生的肿瘤，其组织类型多种多样，占全部卵巢肿瘤的20%～25%，好发于年轻人。成人中最多见的是良性的成熟性囊性畸胎瘤（皮样囊肿）。年轻人的卵巢肿瘤中60%以上为此类肿瘤，1/3为恶性。

【主要种类】

畸胎瘤、未分化生殖细胞肿瘤、卵黄囊肿瘤等。

◆ 卵巢肿瘤的组织学分类（表3-4）

表3-4　卵巢肿瘤的组织学分类

		良性肿瘤	交界性恶性肿瘤	恶性肿瘤
1.表面上皮间质肿瘤		浆液性囊腺瘤 黏液性囊腺瘤 内膜样肿瘤 透明细胞肿瘤 纤维腺瘤（上述各类型） 浅表性乳头状瘤 布伦纳（Brenner）瘤	浆液性囊腺瘤，交界性恶性（低度恶性肿瘤） 黏液性囊腺瘤（同上） 内膜样肿瘤（同上） 透明细胞肿瘤（同上） 纤维腺瘤（上述各类型） 浅表性乳头状瘤，交界性恶性（低度恶性肿瘤） Brenner瘤，交界性恶性（增殖性）	浆液性（囊）腺癌 黏液性（囊）腺癌 内膜样腺癌 透明细胞癌 纤维腺癌（上述各类型） 腺肉瘤 中胚层混合性肿瘤（米勒管混合肿瘤） （癌肉瘤） 恶性布伦纳（Brenner）肿瘤 移行上皮癌 未分化癌
2.性索间质肿瘤		卵泡膜细胞瘤 纤维瘤 硬化性间质性肿瘤 Sertoli、间质细胞肿瘤（高分化型） Leydig细胞瘤（门细胞瘤）	颗粒细胞瘤 Sertoli、间质细胞瘤（中分化型） 脂质细胞肿瘤（不能分类型） 间质母细胞瘤	纤维肉瘤 Sertoli、间质细胞瘤（低分化型）
3.生殖细胞瘤		成熟性囊性畸胎瘤（皮样囊肿） 成熟性实性畸胎瘤 卵巢甲状腺瘤	未成熟型畸胎瘤（1级，2级） 类癌 甲状腺瘤性类癌	未分化生殖细胞瘤 卵黄囊瘤（内胚窦瘤） 胚胎癌（胚胎细胞癌） 多胚胎性母细胞瘤 绒癌 伴恶性转移的成熟性畸胎瘤 未成熟性畸胎瘤（3级）
4.其他		非特异性软组织肿瘤 腺瘤样肿瘤	性腺母细胞瘤（单纯型）	癌肿 肉瘤 恶性淋巴结（原发性） 继发性（转移性）肿瘤

◆ 卵巢肿瘤的特征

年轻人好发的卵巢肿瘤：

- 未分化生殖细胞瘤

- 胚胎细胞瘤

- 颗粒细胞瘤

- 未成熟性畸胎瘤

- 成熟性囊性畸胎瘤

- 支持－间质细胞瘤

产生雌激素的肿瘤（均来自性索间质）

- 卵泡膜细胞瘤

闭经后的女性好发，2/3 的病例有阴道异常出血。

- 颗粒细胞瘤

青年型见于青少年，成人型见于中老年人。

产生雄激素的肿瘤（均来自性索间质）

- STEATO（脂质）细胞肿瘤

由分泌类固醇激素的细胞组成的肿瘤

- Leydig 细胞瘤（门细胞瘤）

3/4 的病例有多毛，男性化症状。

- 支持－间质细胞瘤

1/3 的病例有多毛，男性化症状。

◆ 卵巢癌临床进展分期（FIGO 1998 年）

Ⅰ期：局限于卵巢内
　　Ⅰa期：肿瘤局限于一侧卵巢内，无癌性腹水，未发现被膜表面浸润或被膜破裂。
　　Ⅰb期：肿瘤局限于两侧卵巢内，无癌性腹水，未发现被膜表面浸润或被膜破裂。
　　Ⅰc期：肿瘤局限于一侧或两侧卵巢内，发现被膜表面浸润或被膜破裂。腹水或腹腔清洗液的细胞学检查
　　　　　发现恶性细胞。
注：肿瘤表面脱落细胞检查显示阳性的情况属于Ⅰc期。
Ⅱ期：肿瘤存在于一侧或两侧卵巢，并且进一步向盆腔内扩展。
　　Ⅱa期：进展和（或）转移，子宫和（或）输卵管有累及。
　　Ⅱb期：进展至其他盆腔内器官。
　　Ⅱc期：肿瘤发展同Ⅱa或Ⅱb，但有被膜表面浸润或被膜破裂，腹水或腹腔清洗液的细胞学检查发现恶
　　　　　性细胞。
Ⅲ期：肿瘤存在于一侧或两侧的卵巢，而且有盆腔外的腹膜种植和（或）后腹膜播散，并出现邻近淋巴结
　　　转移。肿瘤局限于真骨盆内，可有小肠及大网膜上组织学的转移，肝表面的转移也被认为是Ⅲ期。
　　Ⅲa期：淋巴结转移阴性，肉眼可见肿瘤局限在真骨盆内，腹膜表面有显微镜可见的播种。
　　Ⅲb期：淋巴结转移阴性，组织学确认有直径2cm以下的腹腔内种植。
　　Ⅲc期：腹腔内和（或）后腹膜的种植直径大于2cm，或有邻近淋巴结转移。
注：1.腹腔内病变的大小由其最大径表示。多个病灶但是径线在2cm以下属于Ⅲb期。
2.进行淋巴结清扫术时，可以通过触诊判断有无转移病灶，从而决定进展分期。
Ⅳ期：肿瘤存在于一侧或两侧的卵巢，伴远处转移。出现胸腔积液时必须要在胸腔积液内找到恶性细胞方
　　　提示为Ⅳ期。肝脏实质内转移属于Ⅳ期。
注：肝实质转移可以经组织学（细胞学）证实，影像学诊断的转移也是Ⅳ期。

◆ 卵巢肿瘤的外科治疗

【良性肿瘤】

● 患侧附件切除术：但若需保留生育功能，可只行肿瘤剥除。

【恶性肿瘤】

● 基本术式：单纯全子宫切除术＋两侧附件切除术＋大网膜切除术＋淋巴结清扫。

● 肿瘤减灭术：腹腔内肿瘤广泛转移，病灶完全切除困难时行最大范围的肿瘤减灭
　　　　　　　手术。

● 保留生育功能手术：生殖细胞肿瘤时保留子宫及一侧附件的手术方式。

卵巢肿块的声像分类

日本超声医学会颁布了经腹超声检查的卵巢肿块回声模式分类（表3-5）。在此基础上，超声所见的记录方法和术语均可得以规范。"卵巢肿块"是包括卵巢"肿瘤"和"瘤样病变"的术语。

表3-5　卵巢肿块的声像模式

	模式		可追加描述项目	详细解说
Ⅰ型		囊性（内部无回声）	有无分隔 （二房性至多房性）	1至数个囊性结构，有无分隔，若有分隔，是否薄或光滑，内部为无回声
Ⅱ型		囊性（内部有回声）	有无分隔 （二房性至多房性） 内部回声状态 （点状、线状） （一些至全部）	注意有无分隔，若有分隔，是否薄或平滑，内部是全部或部分呈点状回声或线状回声
Ⅲ型		混合性	囊性部分：有无分隔，内部回声状态 实性部分：均质性（均质、不均质），边缘，轮廓	中心实性回声是否分布不均，实性回声轮廓是否平滑，是否伴声衰减（声影）
Ⅳ型		混合性（囊性为主）	囊性部分：有无分隔，内部回声状态 实性部分：均质性（均质、不均质），边缘，轮廓	边缘、轮廓粗糙不规则形（肿块内壁有隆起），有厚薄不均的实性回声或分隔
Ⅴ型		混合性（实性为主）	囊性部分：有无分隔，内部回声状态 实性部分：均质性（均质、不均质），边缘，轮廓	肿块内部以实性回声为主，部分呈囊性回声。实性部分的回声有时不均有时均匀
Ⅵ型		实质性	内部的均质性：均质或不均质，边缘、轮廓	整个肿块充满实性回声，内部回声强度有时均匀，有时不均匀
不能分类			上述项目以外	Ⅰ～Ⅵ型分类困难

注：1.分隔全部或部分增厚时，可认为是实性部分，归入Ⅳ型。

2.描述时使用超声术语。

3.不同回声类型估计恶性、交界性恶性肿瘤的可能性不同。Ⅰ型、Ⅱ型、Ⅲ型是3%以下，Ⅳ型约50%，Ⅴ型约70%，Ⅵ型约30%。

（J.Med.Ultrasonic，Vol.27，No.6，2000）

功能性囊肿

◆ 功能性囊肿的临床

- 育龄期女性的卵巢随月经周期出现周期性变化。功能性囊肿是此变化过程中形成的囊肿的统称（参照图1-14）。

- 潴留囊肿呈单房性，无实性部分或分隔。

- 功能性囊肿有卵泡囊肿或黄体囊肿。

- 育龄期女性的卵巢内常可发现3cm左右的单房性囊肿，多为生理性的变化（功能性囊肿），极少为肿瘤性病变。

- 育龄期女性卵巢中直径在6cm以下的单纯性囊肿，即使是月经周期较长的患者，可在1个月经周期之后，即约2个月后复查，功能性囊肿一般在2个月后消退。

◆ 卵泡囊肿

- 卵泡囊肿在排卵后即出现，并达2～3cm大小，有时可达6～8cm。

- 卵泡囊肿常见于生育年龄，但也可出现在幼女或更年期。

◆ 黄体囊肿

若无妊娠，黄体会随时间消退，但是若液体或出血潴留形成囊肿性肿块时则为黄体囊肿（参照本章"出血性黄体囊肿"部分）。

注意点

- 一般情况下，育龄期女性卵巢出现单房性囊肿时，3cm以下的可以排除病理状况，功能性囊肿可予动态观察。

- 经2个月左右的动态观察，病灶若有增大倾向或内部回声发生变化则需进一步详细检查。

病例1　26岁　功能性囊肿（图3-98，图3-99）

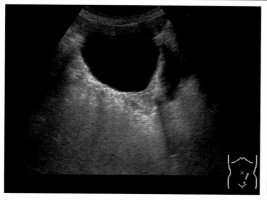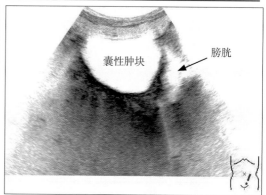

膀胱

囊性肿块

图3-98　超声图像（下腹部纵切面）

子宫左侧见一内部无回声、边界清晰的囊性肿块，内部未见实性部分及分隔回声

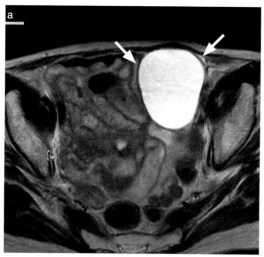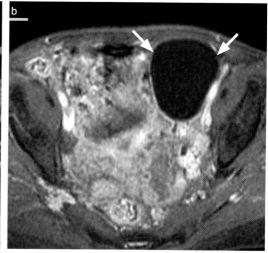

a

b

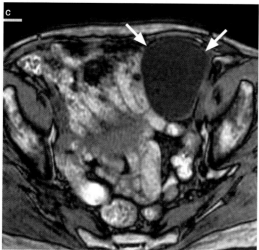

c

图3-99　MRI

a. T_1加权像；b.脂肪抑制造影T_1加权像；c. T_2加权像

盆腔左侧见一直径6cm的单房性囊性肿块（ ），T_1加权像呈低信号，T_2加权像呈高信号，脂肪抑制效果显示浆液性囊腺瘤可能

子宫内膜异位囊肿

◆ 子宫内膜异位症的临床

- 子宫内膜异位症是指子宫内膜及相关组织在子宫以外的盆腔内生长增殖，重复出血形成含有血液成分的囊肿所致的疾病。

- 尽管病理学上是良性病变，但是由于其具有增生、浸润周围组织和很强的附着力，故有类似肿瘤的生物特性。

- 子宫内膜异位症的发病部位，除了卵巢以外还有输卵管、子宫浆膜、腹膜、膀胱、肠管，以及腹壁。直肠窝附近较多见，大部分活动性的早期病灶多在此部位发现，据此推断经血逆流是子宫内膜异位症的发病原因之一。

- 子宫内膜异位症在卵巢上形成的囊肿又称子宫内膜异位囊肿（巧克力囊肿）。

- 80%以上的子宫内膜异位症发生在25～40岁，10%为青少年，5%以下见于绝经后妇女。

内膜异位囊肿的超声表现

典型病例基本表现为卵巢肿块声像类型的Ⅰ型和Ⅱ型。但当内部有血凝块时，可表现为Ⅳ型。

- 内部回声类型中，表现为无回声、细小颗粒状回声、粗杂颗粒状回声、点状回声等。
- 典型的内部回声是由于陈旧的血液形成的细小颗粒状回声，而这种回声与皮样囊肿的超声图像有类似表现，必要时需要行MRI进行鉴别。
- 经过很长一段时间，内部的液体透明度增加，表现为类似浆液性腺瘤的声像。
- 多分隔声像模式（有时有厚薄不均的分隔）。
- 实性回声模式：囊内脱落的组织或血凝块有时看起来像实性部分，与卵巢癌鉴别较困难。

内膜异位囊肿的 MRI 表现

- T_1加权像呈多房性或分叶状强信号。
- T_2加权像呈高信号。高信号内含有低信号（此低信号被称为"阴影"，可能由凝固血液、脱落上皮细胞，坏死物质引起）。
- 反复出血可形成多个同样的囊肿。
- 脂肪抑制T_1加权像呈高信号。

病例2 37岁 内膜异位囊肿（微细颗粒状回声类型，图3-100，图3-101）

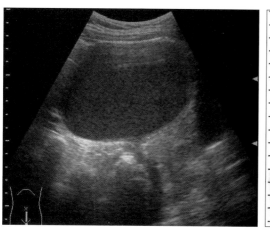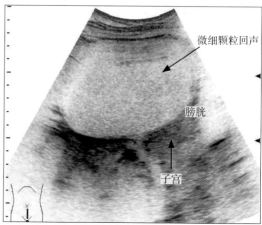

图3-100 超声图像（下腹部纵切面）

子宫底部上方见囊性肿块，边界清晰，内见微细颗粒状回声，内部未见分隔及实性部分

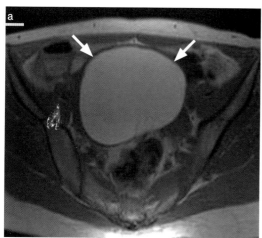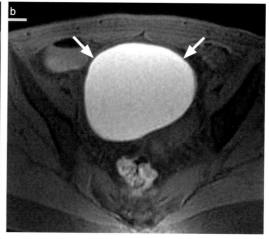

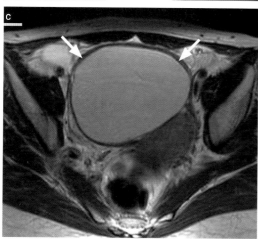

图3-101 MRI图像

a. T_1加权像；b.脂肪抑制 T_1 加权像；c. T_2 加权像

盆腔内见囊性肿块（ ⟶ ），T_1加权像和T_2加权像呈高信号，无压脂效应，考虑内膜异位囊肿。术后病理组织所见符合内膜异位囊肿的诊断

病例3 47岁 内膜异位囊肿（粗杂颗粒状回声类型，图3-102，图3-103）

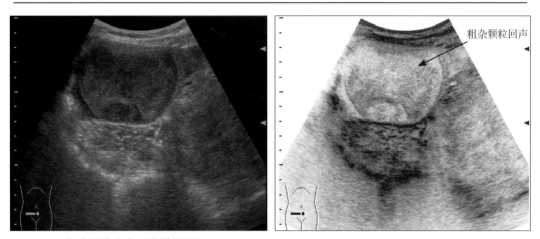

粗杂颗粒回声

图3-102 超声图像（右下腹横切面）

子宫右侧有一肿块，内部呈不均匀粗杂颗粒状回声，部分高回声、部分低回声混杂，部分见增厚的分隔声像

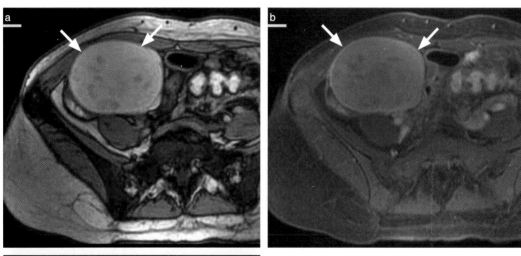

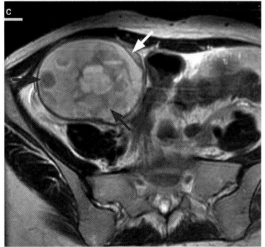

图3-103 MRI

a. T_1加权像；b.脂肪抑制T加权像；c. T_2加权像

盆腔右侧见肿块声像（⇢），T_1加权像呈轻度高信号，脂肪抑制T_1加权像无抑制。T_2加权像呈中等度高信号，部分呈低信号区（→）。病理所见：巨噬细胞内有吞噬的含铁血黄素，并有子宫内膜样的腺腔成分，即内膜异位囊肿

病例4　45岁　内膜异位囊肿（囊壁增厚类型，图3-104，图3-105）

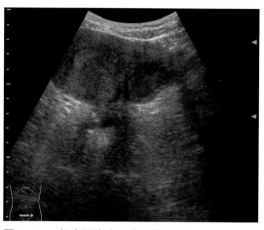
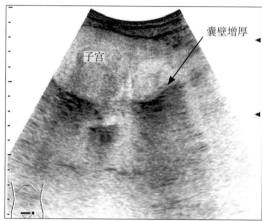

图3-104　超声图像（下腹部横切面）

子宫左侧的一个囊性肿块，内部回声呈微细颗粒状，囊壁增厚

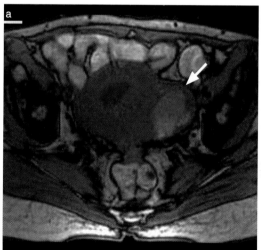
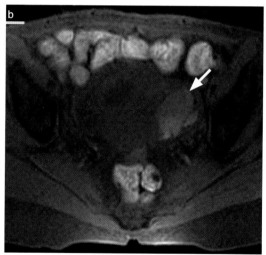
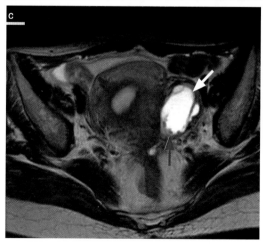

图3-105　MRI

a. T_1加权像；b.脂肪抑制T_1加权像；c. T_2加权像

子宫左侧囊性肿块（⟹），T_1加权像呈轻度低信号及脂肪抑制，T_2加权像呈高信号，部分有低信号"阴影"（⟶），故考虑内膜异位囊肿。子宫及直肠边界不清，考虑粘连、盆腔内膜异位症可能

病例5 35岁 内膜异位囊肿（分隔增厚类型，图3-106，图3-107）

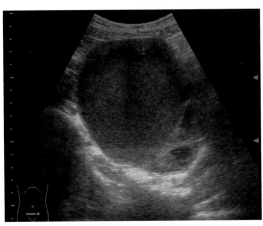
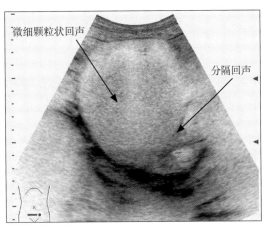

微细颗粒状回声

分隔回声

图3-106 超声图像（下腹部横切面）
腹部正中见一囊性肿块，内部呈微细颗粒状回声，部分呈液性，部分见粗杂颗粒回声。并且发现增厚不规则的分隔回声

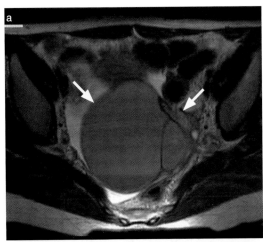
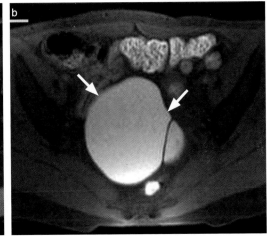
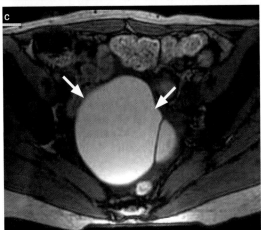

图3-107 MRI
a. T_1加权像；b.脂肪抑制T_1加权像；c. T_2加权像
发现盆腔内囊性肿块（➡️），在T_1加权像呈低信号，在T_2加权像呈高信号，脂肪抑制未见明显抑制。内部分隔可见，但是造影阴性，术后病理诊断为内膜异位囊肿

病例6　28岁　内膜异位囊肿（多房性类型，图3-108，图3-109）

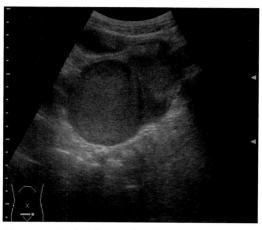
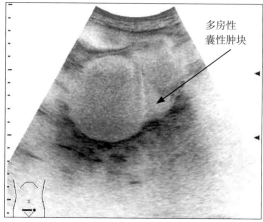

多房性
囊性肿块

图3-108　超声图像（下腹部横切面）
子宫腹侧见多房囊性肿块，内部呈均匀的微细颗粒回声

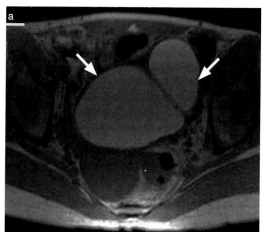
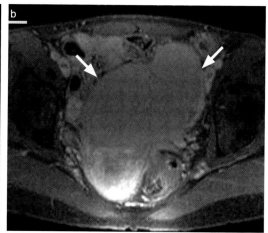

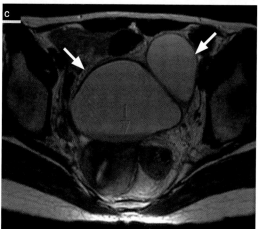

图3-109　MRI

a. T_1加权像；b.脂肪抑制造影 T_1 加权像；c. T_2 加权像
盆腔内见多房性肿块（⇢）。T_1、T_2加权像显示高信号，造影效果不明显。T_2加权像显示"阴影"（→），考虑内膜异位囊肿。术后病理：囊肿壁为纤维组织结构，囊腔内为出血或含铁血黄素，诊断为内膜异位囊肿

病例7　63岁　内膜异位囊肿（需与卵巢癌相鉴别的病例，图3-110，图3-111）

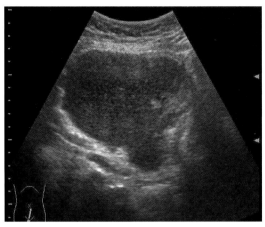 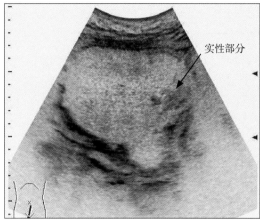

实性部分

图3-110　超声图像（下腹部纵切面）

下腹部正中的囊性肿块，内部有粗杂的颗粒状回声，且内壁可见实性部分突向囊内，实性部分未见明显血流信号

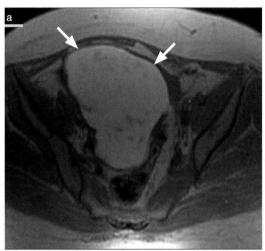 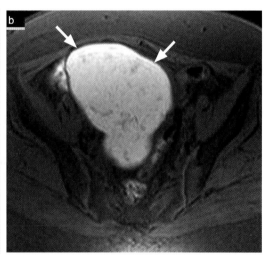

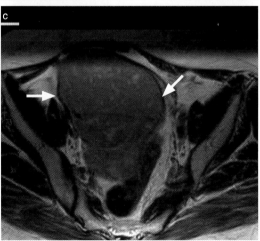

图3-111　MRI

a. T_1加权像；b.脂肪抑制造影T_1加权像；c. T_2加权像
盆腔内见肿块（━━▷），肿块在T_1加权像呈高信号，脂肪抑制效果明确，T_2加权像呈低信号。明显的造影效果，对于高龄者考虑陈旧性出血或内膜异位囊肿可能。病理组织诊断：内膜异位囊肿

病例8 34岁 内膜异位囊肿（需与卵巢癌相鉴别的病例，图3-112，图3-113）

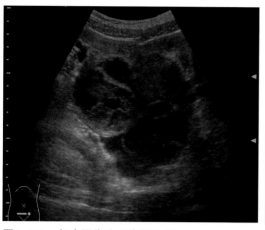
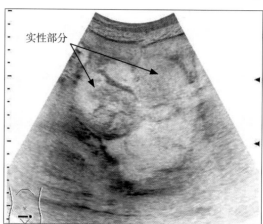

实性部分

图3-112 超声图像（下腹部纵切面）
子宫后方见多房囊性肿块，囊肿内见实性部分

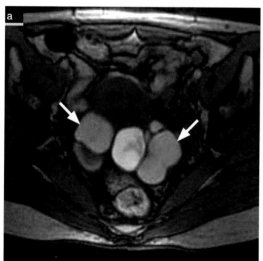

a

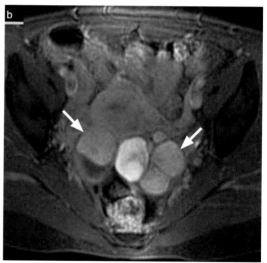

b

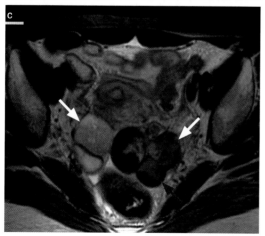

c

图3-113 MRI
a. T_1加权像；b.脂肪抑制T_1加权像；c. T_2加权像
子宫两侧见多房性囊性肿块（⇒），囊壁厚薄均匀。
T_1加权像呈高信号，脂肪抑制效果不明显。T_2加权像中
见不均匀的"阴影"（──▶）。考虑内膜异位囊肿可能。
两侧卵巢由于粘连互相靠近呈"卵巢亲吻"图像

成熟囊性畸胎瘤（皮样囊肿）

◆ 成熟囊性畸胎瘤的临床

- 成熟囊性畸胎瘤约占生殖细胞肿瘤的90%。

- 年轻人多见，也可见于新生儿或绝经后女性。

- 由成熟的3个胚层成分组成，包括皮肤、毛发、皮脂腺、牙齿、骨成分等。

- 10%为两侧发生。

- 肿瘤为囊性，表面平滑，与周围的腹膜粘连较少，容易出现蒂扭转。此肿瘤若发生于高龄者，约10%会出现上皮成分的恶变。

- 肿瘤的大小可以从非常小至巨大不等。

- 多为单房性，也可以是多房性。

- 肿瘤壁有实性部分向囊腔突出，又称为Rokitansky隆起、皮样肿块隆起等。这些实性部分的成分为毛发、骨骼、牙齿及脂肪等。

- 成熟囊性畸胎瘤常在妊娠时并发，并多在妊娠期间被发现。

成熟囊性畸胎瘤的超声表现

卵巢肿瘤的回声模式分类呈Ⅱ型、Ⅲ型。根据成熟囊性畸胎瘤的内部性状又可细分类为6种类型。

- 毛球（hair ball）形成类型：球状的毛发团（病例9）。
- 有毛发但未形成毛发球类型：毛发呈线状回声（病例10）。
- 无毛发成分的泥状脂肪类型：脂肪成分呈泥状（病例11）。
- 脂肪球形成类型：球状的皮脂成分（病例12）。
- 伴声影的肿瘤类型：含骨骼和牙齿等钙化结构（病例14）。
- 脂液分层形成类型：皮脂与浆液形成分层（病例15）。

成熟囊性畸胎瘤的MRI表现

- 成熟囊性畸胎瘤内的皮脂腺能够分泌皮脂，故其含有较多脂肪成分。T_1、T_2加权像呈高信号提示脂肪成分，是诊断的关键点。

- 脂肪成分与非脂肪成分的边界，可见化学位移伪影（chemical shift artifact，CSA），是脂肪成分存在的佐证。

病例9　50岁　皮样囊肿（毛球形成类型，图3-114，图3-115）

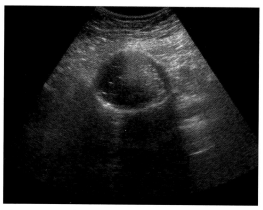
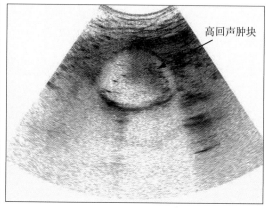

高回声肿块

图3-114　超声图像（下腹部横切面）

边界清晰的囊性肿块，内部见高回声团块。此高回声团块边界欠清晰，而且周边见线状回声，被认为是毛发球，诊断为成熟囊性畸胎瘤（皮样囊肿）可能

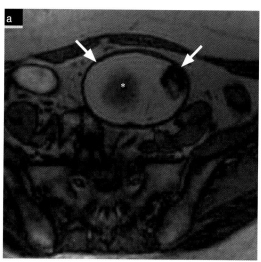
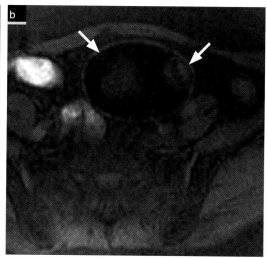

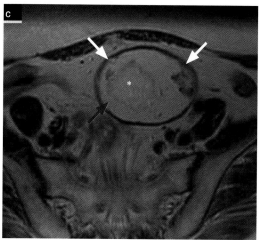

图3-115　MRI

a. T_1加权像；b.脂肪抑制造影T_1加权像；c. T_2加权像

盆腔可见肿块（　　　），肿块的主体在T_1、T_2加权像中呈高信号，脂肪抑制提示含有脂肪成分，中心部位实性结构（＊）在T_1加权像呈低信号，T_2加权像呈高信号，边界可见CSA（　　　），故为毛发球

病例10　33岁　皮样囊肿（有毛发未形成毛发球类型，图3-116，图3-117）

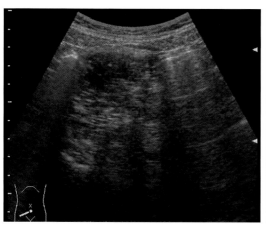

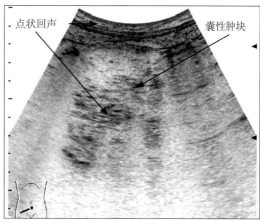

点状回声　　　　　囊性肿块

图3-116　超声图像（右下腹部横切面）
子宫右侧见囊性肿块，肿块的边界欠清晰，内部见点状和线状回声

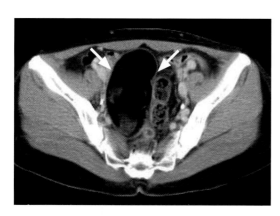

图3-117　CT图像
CT图像可见单房性肿块（➡），其内大部分为脂肪，考虑为皮样囊肿。病理上囊腔内见毛发和脂肪成分，结节里可见皮肤附属结构、脂肪组织、含有黑色素的脑组织细胞。诊断为成熟囊性畸胎瘤

◆ 毛发球形成的特征

大部分的皮样囊肿存在毛发成分，并形成一块球形的毛发球（hair ball）。声像图呈圆形的高回声，边界有点儿不清，边缘部分的毛发呈散在的线状回声。

◆ 有毛发未形成毛发球的特征

未形成毛发球时呈高回声肿块声像，包含毛发成分及脂肪性状的上皮成分呈线状回声或点状回声，内部无回声区域是没有毛发的脂肪部分。

病例11　54岁　皮样囊肿（毛发成分缺如泥状脂肪类型，图3-118，图3-119）

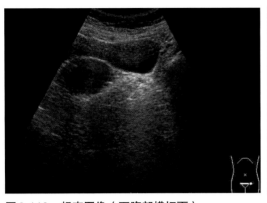
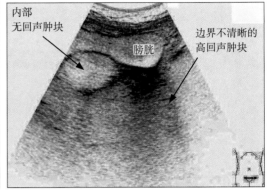

内部
无回声肿块

膀胱

边界不清晰的
高回声肿块

图3-118　超声图像（下腹部横切面）
下腹部正中见两个肿块，腹侧的肿块内部为无回声，背侧的肿块呈边界不清晰的高回声，后方伴声衰减，故考虑为含较多脂肪成分的肿块

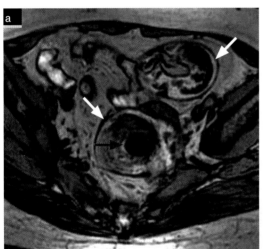
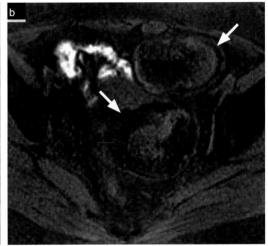
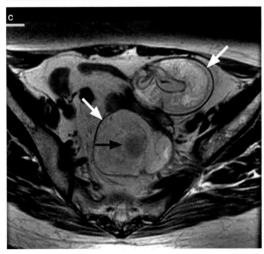

图3-119　MRI
a. T_1加权像；b.脂肪抑制T_1加权像；c. T_2加权像
两侧卵巢见肿块（⇒），T_1、T_2加权像内见不均一的高信号，脂肪抑制显示有脂肪成分。背侧肿块的中心部分呈低信号区域（→），脂肪抑制阳性，考虑为毛发球

病例12　36岁　皮样囊肿（脂肪球形成类型，图3-120，图3-121）

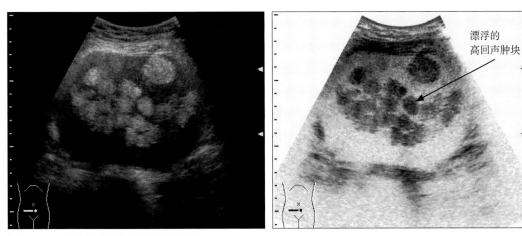

漂浮的
高回声肿块

图3-120　超声图像（下腹部横切面）
下腹部正中见一边界清晰的囊性肿块，内部为散在、漂浮的高回声团

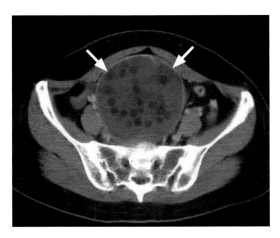

图3-121　CT图像
CT图像见单房性肿块（────▷），内部为富含脂肪的低密度区（low density area）。病理结果显示：肿瘤内部为固态脂肪球，诊断为成熟囊性畸胎瘤（皮样囊肿）

◆ 不含毛发成分的泥状脂肪与脂肪球形成的特征

此类型肿块无毛发成分，脂肪呈固体或半流体，声像上呈高回声。泥状脂肪或脂肪球占据囊肿内大部分时，肿块的轮廓不清晰，需注意其常与周边的肠道回声难以区别。

病例13 56岁 皮样囊肿（毛发球形成类型的巨大肿块形成，图3-122，图3-123）

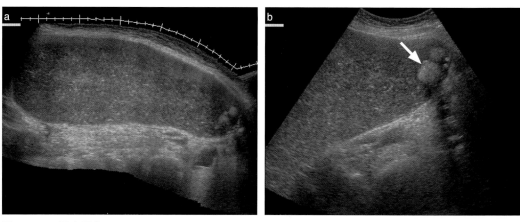

图3-122 超声图像

a.全景观；b.下腹部纵切面

腹腔内见一巨大囊性肿块，内部充满微细颗粒回声。肿块下段见高回声团（⟹）

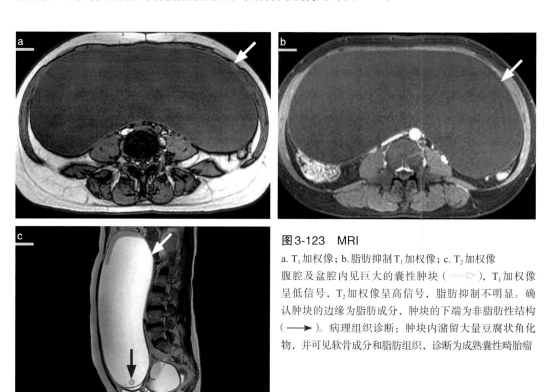

图3-123 MRI

a.T_1加权像；b.脂肪抑制T_1加权像；c.T_2加权像

腹腔及盆腔内见巨大的囊性肿块（⟹），T_1加权像呈低信号，T_2加权像呈高信号，脂肪抑制不明显。确认肿块的边缘为脂肪成分，肿块的下端为非脂肪性结构（⟶）。病理组织诊断：肿块内潴留大量豆腐状角化物，并可见软骨成分和脂肪组织，诊断为成熟囊性畸胎瘤

病例14 31岁 皮样囊肿（伴声影的肿块类型，图3-124，图3-125）

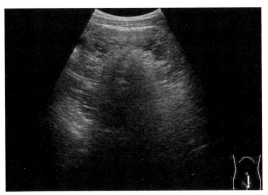
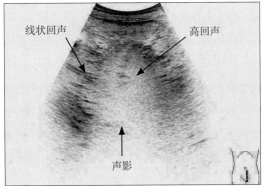

图3-124 超声图像（下腹部纵切面）
子宫左侧见一边界不清的肿块，肿块的中心部分可见伴声影的高回声团。此高回声团的周边见散在线状回声

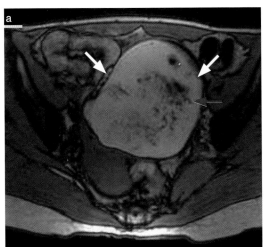
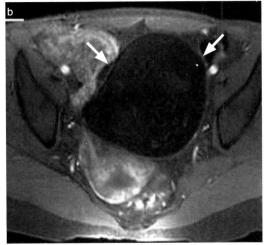

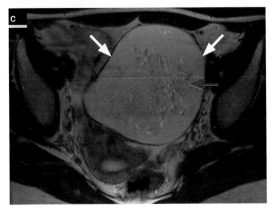

图3-125 MRI
a. T_1加权像；b.脂肪抑制T_1加权像；c. T_2加权像
盆腔内见囊性肿块（⇢），T_1及T_2加权像呈高信号，脂肪抑制效果明显。确认肿块内部为非脂肪成分结构（→），界面呈化学位移伪像（CSA）。术后的病理诊断为成熟囊性畸胎瘤

◆ 伴声影的肿块特征

形成此声像的情况包括含骨骼及牙齿等结构。

病例15 19岁 皮样囊肿（脂液分层形成类型，图3-126，图3-127）

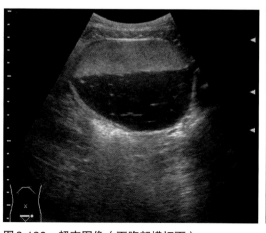
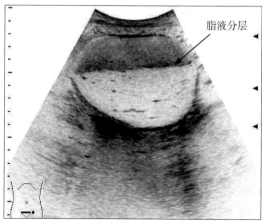

脂液分层

图3-126 超声图像（下腹部横切面）
子宫腹侧见囊性肿块，内部见高回声与低回声形成液平面

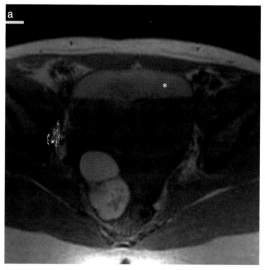
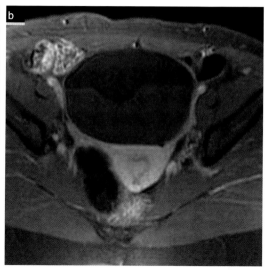

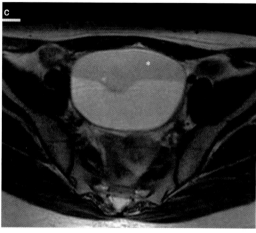

图3-127 MRI
a. T_1加权像；b.脂肪抑制T_1加权像；c. T_2加权像
子宫腹侧的肿块内部可见液平面，肿块的腹侧在T_1、T_2加权像呈高信号，脂肪抑制效果明显，腹侧部分为含脂肪成分的液体（＊），背侧部分为非脂肪性的液体成分。术后的病理组织为脂肪成分及毛发、皮肤附属结构、腺体等，诊断是成熟囊性畸胎瘤

◆ 脂液分层形成的特征

囊肿内潴留物为流体，且具有不同的流动性，多由具有流动性的液状脂肪形成。

未成熟畸胎瘤

◆ 未成熟畸胎瘤的临床

- 除了包括三胚层的成熟成分，还含有未成熟成分，未成熟成分中多为神经组织。

- 其他的成熟组织还可包含生殖细胞肿瘤成分。

- 根据未成熟神经组织的数量、分化程度将其分为3类：未成熟成分缺乏核分裂为1级，未成熟成分广泛存在，并且可见明显核分裂象的为3级。

- 好发年龄为17～21岁。

- 不产生性激素。有时可产生甲胎蛋白（α-fetoprotein，AFP）。实性部分常为软骨、骨，可含未成熟的神经组织，囊性部分含有皮脂和毛发。

- 可出现AFP高值，当细胞癌（small cell cance，SCC）和癌胚抗原（carcinoembryonic antigen，CEA）上升时可认为成熟囊性畸胎瘤有恶变。

◆ 与成熟畸胎瘤的鉴别

- 未成熟畸胎瘤比成熟畸胎瘤瘤体偏大。

- 成熟畸胎瘤以囊性结构为主，未成熟畸胎瘤以由脂肪成分和散在的钙化形成的实性结构为主。

未成熟畸胎瘤的超声表现

- 肿瘤较大，瘤内囊性与实性部分混合（卵巢肿块的回声类型分类为Ⅴ型）
- 内见散在的细钙化灶和脂肪成分。
- 1级的未成熟成分与成熟畸胎瘤鉴别困难。

注意点

青少年盆腔内含少量脂肪和钙化成分的实性肿块应注意未成熟畸胎瘤可能。

病例16 25岁 未成熟畸胎瘤（1级）合并成熟囊性畸胎瘤（图3-128，图3-129）

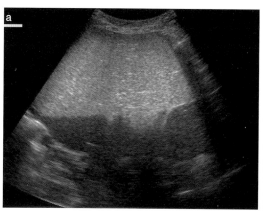
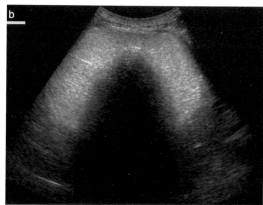

图3-128 超声图像

a.下腹部纵切面；b.下腹部横切面

下腹部正中见囊性肿块，内部可见脂液分层，中心部分为伴声影的肿块，声像提示皮样囊肿可能

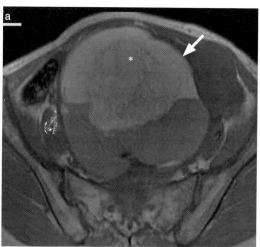
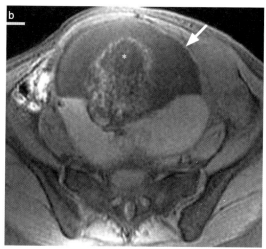
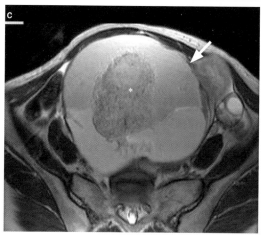

图3-129 MRI

a. T_1加权像；b.脂肪抑制T_1加权像；c. T_2加权像

盆腔内见肿块（➡），内部见脂液分层，腹侧部分在T_1加权像中呈高信号，脂肪抑制后呈低信号，考虑为脂肪成分，背侧部分考虑为非脂肪成分的液体，两种成分的分界见实性结构漂浮（＊）。术后病理组织诊断：实性部分为未成熟的神经组织，相当于未成熟畸胎瘤1级

病例17 24岁 未成熟畸胎瘤（1级）合并成熟囊性畸胎瘤（图3-130，图3-131）

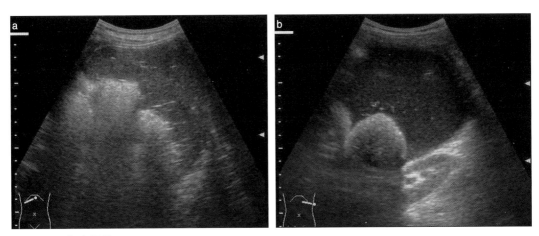

图3-130 超声图像

a.右肋弓下切面；b.左肋弓下切面

腹腔内可见巨大囊性肿块，内部为高回声，其中见线状回声和微细颗粒回声，怀疑为皮样囊肿

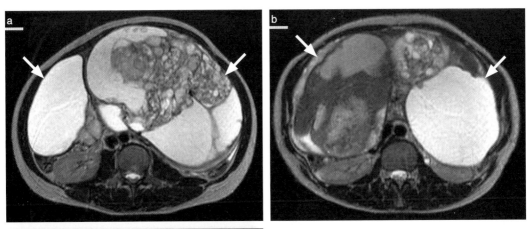

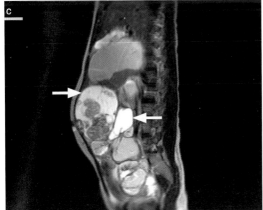

图3-131 MRI T₂加权像

a.横切面；b.a切面略下方的横切面；c.矢状切面

腹腔及盆腔内见一巨大多房囊性肿块（——▷）。T₂加权图像显示为低至高信号，内部见脂液分层和脂肪信号，怀疑为两侧的皮样囊肿。术后病理组织诊断为，左卵巢肿块的一部分为实性，可见未成熟的神经组织，相当于未成熟畸胎瘤1级

纤 维 瘤

◆ 纤维瘤的临床及影像学表现

- 纤维瘤是由一种可以产生胶原蛋白的梭形细胞组成的肿瘤。

- 若合并胸腔积液和腹水，即为Meigs综合征（在卵巢纤维腺瘤中约占1%）。

- 纤维瘤因含丰富的纤维成分，在MRI T_2加权像中呈低信号。

- 声像上难以与肌瘤和卵巢癌的声像鉴别，造成超声诊断困难。

病例18　62岁　纤维瘤（图3-132，图3-133）

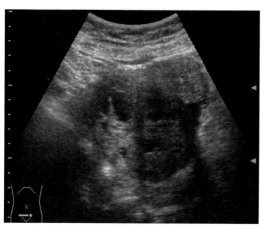 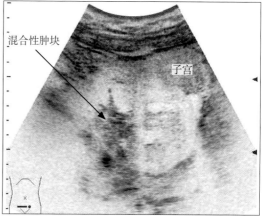

图3-132　超声图像（子宫横切面）
子宫右侧见一实性部分与囊性部分混合的肿块

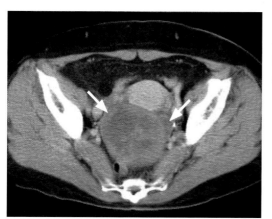

图3-133　CT图像
子宫背侧见多囊囊性肿块（ ⇒ ），内见实性部分。病理组织诊断：伴内部变性的纤维瘤，未见明确的卵泡膜细胞成分

布伦纳瘤

◆ 布伦纳瘤的临床

- 布伦纳（Brenner）瘤是细胞核呈咖啡豆样的泌尿道移行上皮细胞群和丰富的卵巢性索间质组成的纤维上皮性肿瘤。

- 大部分为良性，少数为交界恶性或恶性。

- 良性者通常为单侧，大部分直径在2cm以下，呈实性肿块，有时被看成黏液性囊腺瘤、浆液性囊腺瘤或皮样囊肿内壁的一个小硬结。

- 交界恶性者为单侧性的囊性肿块，一部分为实性，组织学上表现为移行上皮癌或鳞状细胞癌。

- 恶性者为实性肿块，内部多有囊肿形成。

布伦纳瘤的超声表现

- 布伦纳瘤属于卵巢肿瘤回声类型分类中的Ⅵ型实性肿块类型。
- 内部回声为部分囊性，部分或有一低回声区域。此囊性部分的成分为浆液、出血、坏死。
- 实性部分类似正常卵巢或比其低一些的回声。
- 肿块的边缘凹凸不平，边界不清。

布伦纳瘤的 MRI 表现

- 布伦纳瘤由于富含纤维成分，实性肿块在T_2加权像呈与肌肉相同的明显的低信号。
- 布伦纳瘤常合并其他性质囊性肿块（浆液性、黏液性囊性腺瘤、皮样囊肿）。
- 黏液性囊腺瘤的一部分合并Brenner瘤时，在T_2加权像中可见低信号的实性部分。
- T_2加权像上显示为明显的低信号的实性肿块，除了良性Brenner瘤，还可以是纤维瘤或卵泡膜细胞瘤。

病例19 82岁 良性布伦纳瘤（图3-134，图3-135）

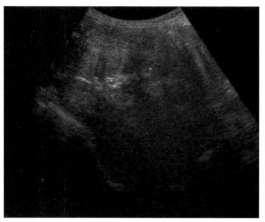
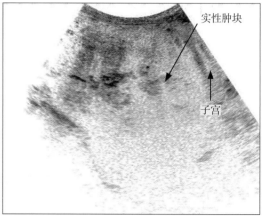

图3-134 超声图像（下腹部纵切面）

下腹部正中见一实性肿块，内部为高回声区，子宫被肿块挤压。声像显示子宫内膜厚度超过该年龄的内膜厚度。肿瘤标志物：CA125 32U/ml，CA19-9 20U/ml

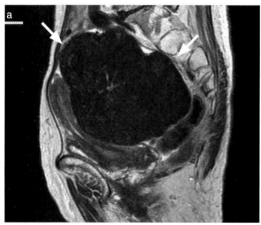
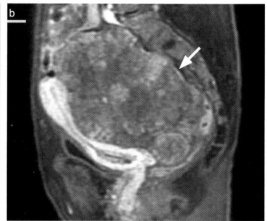
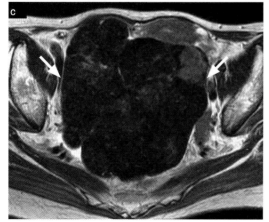

图3-135 MRI

a. T_2加权图像（矢状切面）；b. dynamic MRI（矢状切面）；c. T_2加权像（水平切面）

盆腔内的子宫后方见一实性肿块（ ）。肿块的边缘呈分叶状，T_1、T_2加权像呈明显的低信号，T_2加权像中的肿块一部分呈高信号，dynamic MRI为造影晚期表现。术后病理所见，肿瘤剖面呈白色和黄色相间，质地坚韧，在移行上皮样细胞群中可见岛状的纤维或卵泡膜细胞及间质成分，诊断为Brenner瘤

卵巢旁囊肿

◆ 卵巢旁囊肿的临床和超声表现

- 卵巢旁囊肿是Wolff管来源、米勒（Müller）管来源、腹膜间皮来源的囊肿的统称。

- 卵巢附近的组织如子宫阔韧带发生的囊肿，通常为壁薄、内部含水的单房性囊肿。

- 实际上在术前通常与卵巢囊肿鉴别困难。

- 超声表现为单房性囊肿，内有微细颗粒状回声。若能显示与之分开的正常卵巢，可能做出诊断。

- 发生扭转时囊肿内部可出血，表现出与子宫内膜异位囊肿相同的声像特征。

◆ 需与卵巢旁囊肿相鉴别的疾病

- 需与卵巢旁囊肿相鉴别的疾病：浆液性囊腺瘤、输卵管积液、功能性囊肿、子宫内膜异位囊肿等相似的病变，特别是需与功能性囊肿相鉴别。

- 功能性囊肿可随月经周期变化，肿块径线缩小，此为鉴别诊断的关键。

病例20　75岁　卵巢旁囊肿（图3-136）

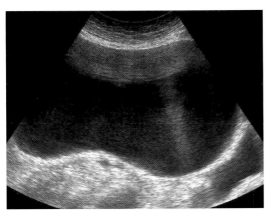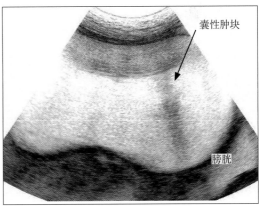

图3-136　超声图像（下腹部纵切面）
下腹部正中可见囊性肿块，内部未见分隔或实性成分。声像上疑为浆液性囊腺瘤

浆液性囊腺瘤

◆ 良性浆液性囊腺瘤的临床

- 浆液性肿瘤是由与输卵管上皮或卵巢表面上皮相似的细胞披覆的各种腺体及不同程度的卵巢间质组成的肿瘤。

- 占所有良性卵巢肿瘤的20% ～ 50%。

- 良性浆液性肿瘤，除了囊腺瘤，还包括乳头状囊腺瘤和腺纤维瘤。

- 浆液性囊腺瘤多为单房性，但有时为多房性。

- 浆液性乳头状囊腺瘤的囊腔内壁有含上皮成分的乳头状增生。

- 浆液性腺纤维瘤和浆液性囊腺纤维瘤，大部分呈实性的腺体或纤维间质增生。

浆液性囊腺瘤的超声表现

- 多呈卵巢肿瘤声像模式分类的 I 型和 II 型。

- 多为单房性囊性肿块，有薄而均匀的分隔，大部分病例的囊肿内壁光滑未见实性突起。

- 一些浆液性囊腺瘤的囊肿内壁也可见小的乳头状隆起。通常非常小或不清楚，但应注意这种肿瘤可能是交界恶性浆液性肿瘤。

浆液性肿瘤的 MRI 表现

- 囊性部分在T_1加权像呈低信号，T_2加权像呈高信号。

- 乳头状肿瘤在T_2加权像呈高信号。

- 增强MRI对于实性部分的检测是必不可少的。

注意点

- 卵巢肿瘤的超声诊断中，即使图像是单房性囊性肿块，如浆液性囊腺瘤，也要密切监测有无实性部分存在。

- 囊肿内出现乳头状的实性部分时，交界恶性肿瘤的可能性很高，实性部分的比例越高，恶性肿瘤的可能性越高。

病例21 29岁 浆液性囊腺瘤（典型病例，图3-137，图3-138）

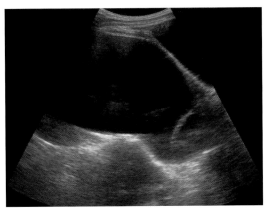
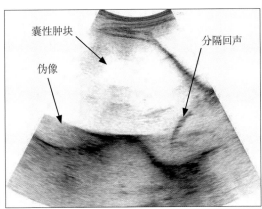

囊性肿块

伪像

分隔回声

图3-137 超声图像（下腹部纵切面）
下腹部正中见一边界清晰的囊性肿块，内部见厚薄均匀的分隔回声，肿块后部有"伪像"，不能认为其为实性成分

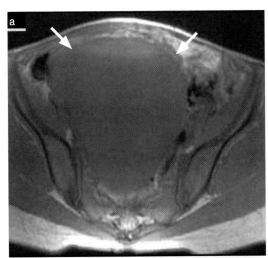
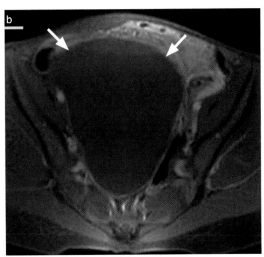

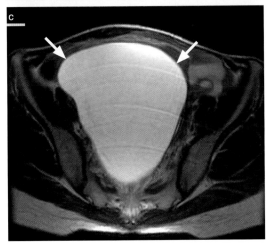

图3-138 MRI（水平切面）
a.T_1加权图像；b.脂肪抑制T_1加权像；c.T_2加权像
盆腔内见单房囊性肿块（━▷），T_1加权像呈低信号，T_2加权像呈高信号，未见明确的实性部分。术前诊断为浆液性囊腺瘤，术后病理诊断证实

病例22 41岁 浆液性囊腺瘤（囊壁有实性成分的病例，图3-139，图3-140）

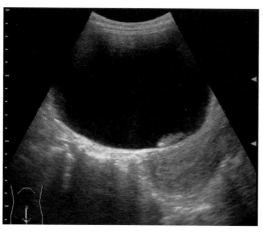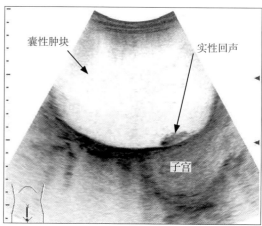

图3-139 超声图像（下腹部纵切面）

下腹部正中见一边界清晰的囊性肿块，内部见扁平状的实性回声，未见乳头状结构

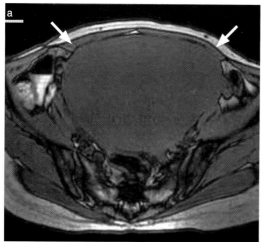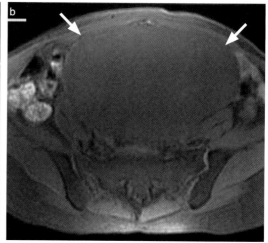

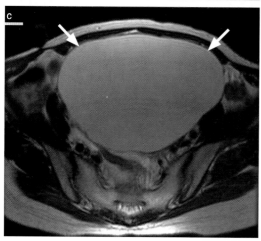

图3-140 MRI（水平切面）

a. T_1加权像；b.脂肪抑制T_1加权像；c. T_2加权像

子宫腹侧见单房囊性肿块（ ），T_1加权像呈低信号，T_2加权像呈高信号。囊肿壁薄且平滑，未见明确的实性结构。术前诊断为浆液性囊腺瘤，术后病理诊断证实

浆液性囊腺癌

◆ 浆液性囊腺癌的临床

- 浆液性肿瘤中肿瘤细胞异型性，有间质浸润和明显的恶性征象。

- 恶性浆液性肿瘤占浆液性肿瘤的20%～25%，占所有卵巢癌的30%～40%。

- 年轻人发病罕见，最常见于40～60岁。

- 典型的浆液性囊腺癌或浆液性乳头状囊腺癌中，除了囊性部分，还可见实性部分，可伴有砂粒体。

- 低分化型浆液性腺癌偏实性，并多伴有坏死等。

- 根据实性增生部分细胞分化程度，可分为高分化型、中分化型、低分化型。

- 多数恶性浆液性肿瘤有乳头形成，需与子宫内膜样癌和透明细胞癌相鉴别。

- 多数情况下发现时已为晚期，合并腹水、腹腔内种植、淋巴结转移时预后不良。

- 浆液性腺癌是表面上皮、间质性肿瘤，故有CA125高值倾向。

- 浆液性乳头状腺癌中，部分病例原发病灶非常小，但有明显的癌性腹膜炎，这种情况被称为卵巢正常大小的卵巢癌综合征（normal sized ovary carcinoma syndrome）。

浆液性囊腺癌的超声表现

- 多为卵巢肿瘤声像模式分类的Ⅳ型、Ⅴ型。

- 交界恶性或癌时，囊腔内可见乳头状突起的实性部分。

- 囊腔内液体以浆液为主，有时含血性浑浊溶液潴留。

- 肿瘤内含实性肿块，复发癌则表现为完全实性的肿块。

- 癌症晚期的实性肿块内部可见不规则的囊肿形成（卵巢肿瘤回声模式分类Ⅴ型）。

- 肿瘤实性部分的回声强度一般为中等强度，有时可见砂粒体的钙盐沉着，回声增强。

病例23 66岁 浆液性囊腺癌（典型病例，图3-141，图3-142）

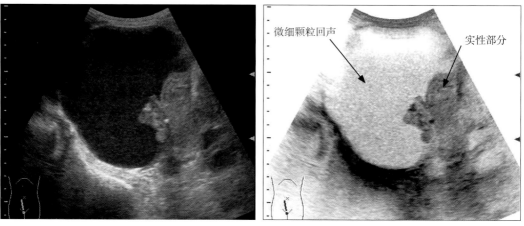

图3-141 超声图像（下腹部纵切面）

下腹部正中见一边界清晰的囊性肿块，内部见微细颗粒状回声，囊腔内壁见不规则的实性部分突出。实性部分考虑为钙盐沉积所致的砂粒体，故考虑为卵巢恶性肿瘤可能

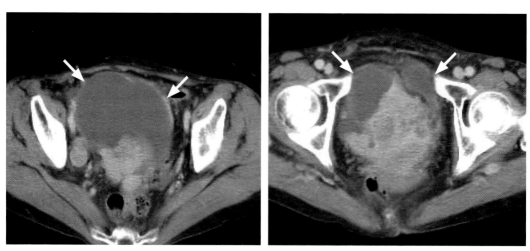

图3-142 CT图像

盆腔内见囊性肿块（➡➡➡），内部可见实性部分，怀疑为恶性卵巢肿瘤。病灶内部未见明确的钙化表现。病理组织诊断：浆液性囊腺癌（3级）

病例24　59岁　浆液性囊腺癌（实性为主的混合回声类型，图3-143，图3-144）

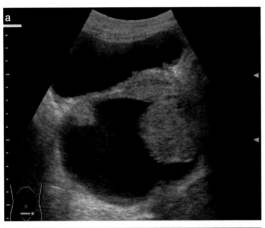
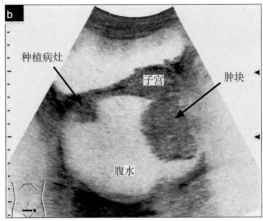

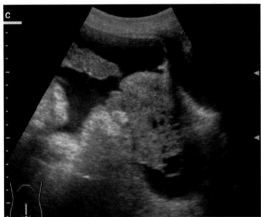

图3-143　超声图像

a、b.下腹部横切面；c.下腹部纵切面

子宫左侧可见实性肿块，内部为囊性部分和粗大钙化灶声像。子宫右侧的腹膜及肠管见种植病灶和肥厚声像，见大量腹水。病理组织诊断：浆液性囊腺癌的乳头状、管状的实性增生病灶，腹膜、结肠种植（＋）

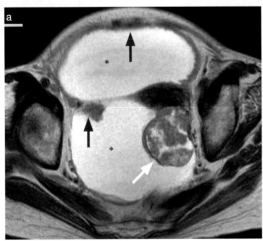
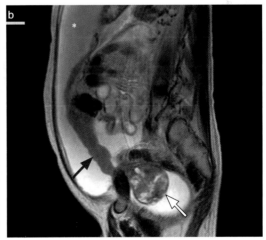

图3-144　MRI T$_2$加权像

a.水平切面；b.矢状切面

子宫左侧后方见囊性成分和造影效果明确的实性成分混杂的肿块（⟶）。腹膜和结肠见种植灶（⟶），考虑恶性卵巢肿瘤，合并腹水（＊）

病例25　80岁　浆液性囊腺癌（实性为主的巨大肿块形成病例，图3-145，图3-146）

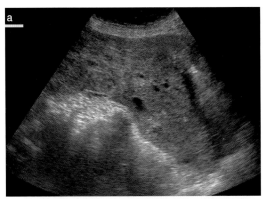

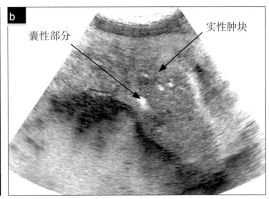

囊性部分　实性肿块

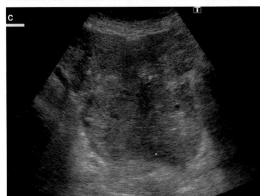

图3-145　超声图像（化疗前）

a、b.下腹部纵切面；c.下腹部横切面

下腹部见实性肿块，内部可见囊性部分。子宫无法显示。临床经过：术前化疗（neoadjuvant chemotherapy，NAC）后的肿块有缩小。病理组织诊断为浆液性囊腺癌，肿块90%以上呈凝固坏死

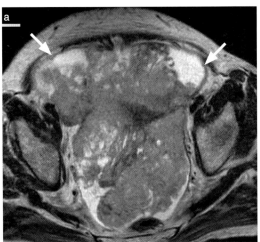

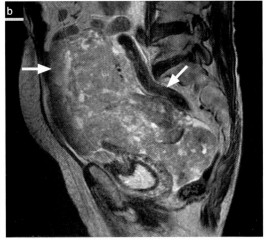

图3-146　MRI T₂加权像（化疗前）

a.水平切面；b.矢状切面

盆腔内见一巨大呈中等信号的肿块（ ——→ ），实性部分呈高信号，边缘为呈更高信号的囊性部分。子宫显示正常，考虑为卵巢恶性肿瘤

黏液性囊腺瘤

◆ 良性黏液性肿瘤的临床

- 肿瘤内为充满黏液的腺体细胞，腺体成分与宫颈管腺体或肠黏膜上皮类似。

- 黏液性肿瘤占所有卵巢肿瘤的15% ～ 25%，75%为良性，10%为交界恶性，15%为恶性，恶性比例较低。

- 通常为内部充满黏稠黏液的囊性肿块，常为多房性，有增大至巨大的倾向，一些甚至可以重达4000g。

- 黏液性肿瘤有时破裂形成腹膜假性黏液瘤。

- 组织学上为类似宫颈腺体的颈管内上皮型，或者具有杯状细胞的肠黏膜上皮型，以及两种上皮混合型。

- 良性的多为宫颈上皮型，交界恶性或恶性多为肠黏膜上皮型细胞。

◆ 黏液性囊腺瘤的临床

- 黏液性囊腺瘤是内部充满黏液性物质的囊性肿块，囊肿内皮为单层均匀的柱状上皮。

- 发病年龄相对年轻，最常见于20 ～ 40岁。

- 黏液性囊腺瘤是卵巢肿瘤中最大的肿瘤，有时可巨大，达剑突水平。

- 黏液性囊腺瘤多为多房性，囊性，分隔薄，内容物为大量黏稠的黏液或水样液体，囊肿壁为纤维性间质。

黏液性囊腺瘤的超声表现

- 黏液性囊腺瘤多表现为卵巢肿瘤声像表现模式的 I 型、II 型。
- 黏液性囊腺瘤典型的回声是多房囊性肿块，内为厚薄均匀的分隔。
- 黏液性囊腺瘤囊内回声为无回声，但因含高浓度黏蛋白，可呈微细颗粒状回声或实性回声。
- 黏液性囊腺瘤呈单房性或少房性肿块时，与浆液性囊腺瘤鉴别困难。

病例26　65岁　黏液性囊腺瘤（典型病例，图3-147，图3-148）

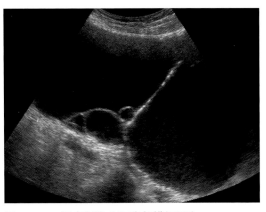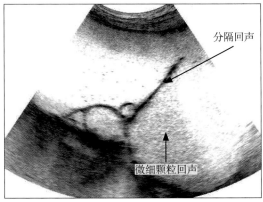

分隔回声

微细颗粒回声

图3-147　超声图像（下腹部横切面）

下腹部正中见边界清晰的多房囊性肿块，内部见厚薄均匀的分隔回声，囊内部分房内见微细颗粒状回声

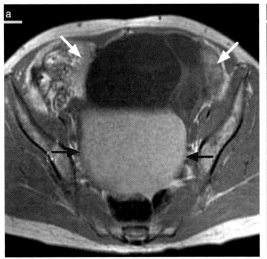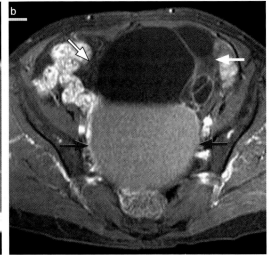

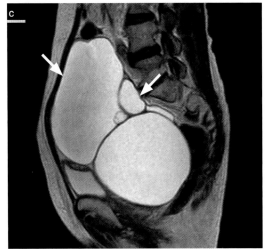

图3-148　MRI

a. T_1加权像（水平切面）；b.脂肪抑制T_1加权像（水平切面）；c. T_2加权像（矢状切面）

盆腔内见多房囊性肿块（⇨），分隔较厚，T_1加权像中大部分房内呈低信号，部分呈高信号区域（➡）考虑为血性成分。病理组织诊断：颈管上皮型的黏液性囊腺瘤

病例27　35岁　黏液性囊腺瘤（与浆液性囊腺瘤相似的病例，图3-149，图3-150）

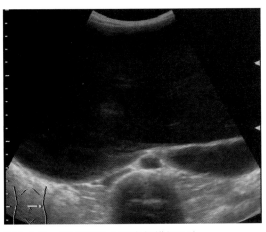
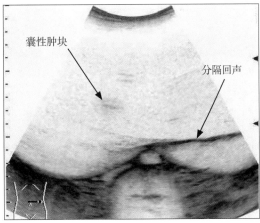

囊性肿块

分隔回声

图3-149　超声图像（下腹部横切面）
下腹部正中见一边界清晰的囊性肿块，内部见薄而均匀的分隔回声

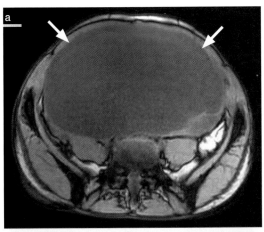
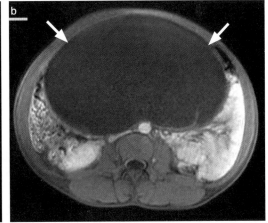

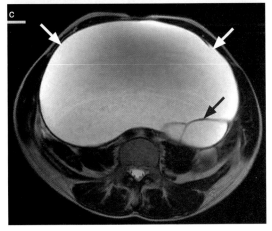

图3-150　MRI
a. T_1加权像；b.脂肪抑制T_1加权像；c. T_2加权像
盆腔内见囊性肿块（⇒），T_1加权像呈低信号，T_2加权像呈高信号，内部见薄而均匀的分隔（→），未见明显实性部分，考虑为浆液性囊腺瘤可能。病理组织诊断：颈管上皮型黏液性囊腺瘤

病例28　55岁　黏液性囊腺瘤（磨玻璃样声像，图3-151，图3-152）

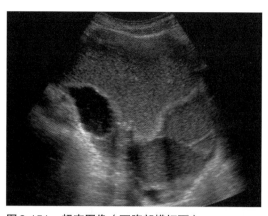
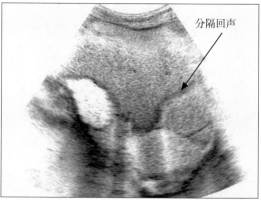

分隔回声

图3-151　超声图像（下腹部横切面）

下腹部正中见边界清晰的多房性囊性肿块，内部见稍增厚的分隔回声，囊内回声呈无回声，内有粗杂颗粒状回声

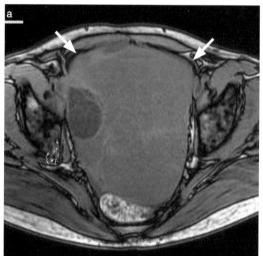
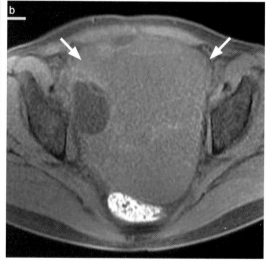

a

b

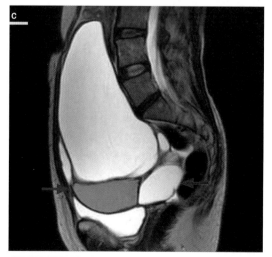

c

图3-152　MRI

a. T₁加权像（水平切面）；b.脂肪抑制T₁加权像（水平切面）；c. T₂加权像（矢状切面）

多房性囊性肿块（⇒），囊内信号：T₁加权像中为低信号，T₂加权像为等至高信号，呈磨玻璃样（→）。

病理组织诊断：肠上皮型的黏液性囊腺瘤

病例29 20岁 黏液性囊腺瘤（形成巨大肿块的病例，图3-153，图3-154）

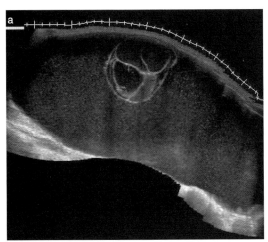
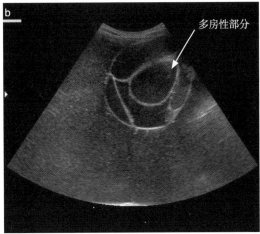

多房性部分

图3-153 超声图像

a.下腹部纵切面（全景观显示肿块全貌）；b.下腹部横切面（观察多房性部分）

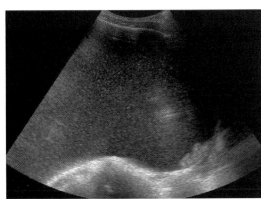
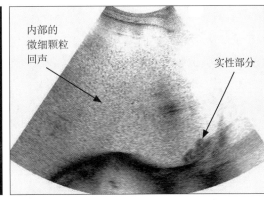

内部的
微细颗粒
回声

实性部分

图3-154 超声图像（下腹部纵切面，观察乳头状实性部分）

腹腔及盆腔内见巨大囊性肿块，囊内见微细颗粒状回声及多个分隔，形成多房性部分，肿块下端见乳头状实性部分。病理组织诊断：囊肿大部分为肠上皮型的黏液性囊腺瘤，实性部分为脑组织、脉络膜、脂肪成分，即成熟囊性畸胎瘤

注意点

- 黏液性囊腺瘤是卵巢肿瘤中最具有巨大倾向的肿瘤。

- 有时可合并生殖细胞肿瘤（尤其是成熟囊性畸胎瘤）或布伦纳瘤。

- 病变呈磨玻璃样时，黏液性囊腺瘤的可能性较高，但是需要注意成熟囊性畸胎瘤、卵巢甲状腺瘤或卵泡膜细胞瘤及子宫肌瘤的囊性变也会有类似的图像表现。

病例30　54岁　黏液性囊腺瘤（分隔或囊壁有实性部分，图3-155，图3-156）

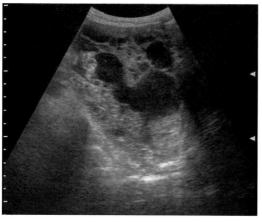
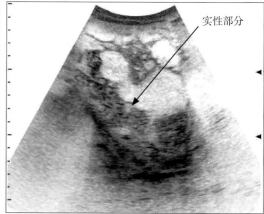

实性部分

图3-155　超声图像（下腹部纵切面）

下腹部正中见囊性肿块，内见分隔且分隔上有实性部分。声像提示恶性卵巢肿瘤可能

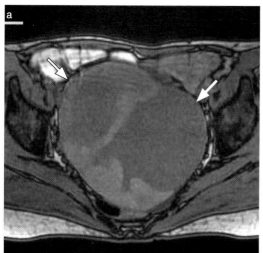
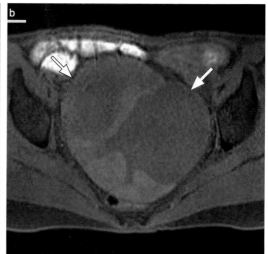

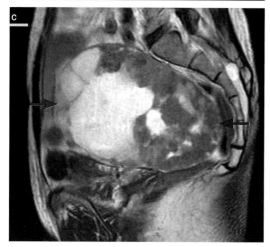

图3-156　MRI

a. T_1加权像（水平图像）；b.脂肪抑制T_1加权像（水平切面）；c. T_2加权像（矢状切面）

盆腔见多房性囊性肿块（⇒），T_2加权图像中呈低～高信号（→），怀疑为黏液性囊腺癌。病理所见为类宫颈管上皮的柱状上皮，一部分呈乳头状增殖，未见间质浸润，诊断为颈管内型的黏液性囊腺瘤

交界恶性黏液性肿瘤

◆ 交界性恶性肿瘤

- 表层上皮性、间质性肿瘤的组织分类中，被定为是良性或恶性的中间病变或称交界恶性（borderline malignancy）［低恶性度肿瘤（tumor of low malignant potential）］。
- 其组织学特征是上皮细胞增生表现出异型性，未见明显间质浸润。
- 生物学恶性度低，即使有卵巢外扩散，其临床过程也比较良好。
- 组织切片诊断时，有必要对较大的卵巢肿瘤每间隔1cm多点取样。

◆ 交界恶性黏液性肿瘤的临床

- 黏液性肿瘤中发生率为6%，其中肿瘤细胞类似肠管上皮型约为85%。
- 交界恶性与良性黏液性囊腺瘤不同的是瘤内含实性部分，且恶性部分并不多。
- 黏液性肿瘤中，有颈管内型、肠上皮型和混合型，每一类型都有交界恶性肿瘤存在。
- 肠上皮型以多房性为多，有形成巨大肿瘤的倾向，有时也可以表现为密集小囊和实性部分。
- 颈管型以单房性或二房性多见，即使肿块较大也不会被认为是肠上皮型，因为其含明显的乳头状结构，有时可合并子宫内膜异位症。
- 具有不同交界恶性肿瘤的病理图像特征对于鉴别肠上皮型或颈管型是非常重要的。

交界恶性黏液性囊腺瘤的超声表现

- 卵巢肿块的声像模式分类为Ⅳ型、Ⅴ型。
- 其超声图像无法与恶性相鉴别。

病例31　30岁　交界恶性黏液性肿瘤（形成明显多房性肿块的病例，图3-157，图3-158）

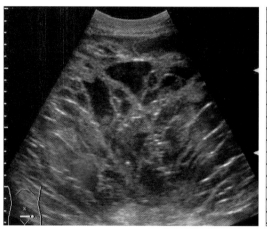 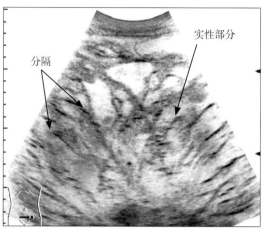

图3-157　超声图像（下腹部横切面）

下腹部正中见一明显多房性囊性肿块，内部可见分隔及实性成分

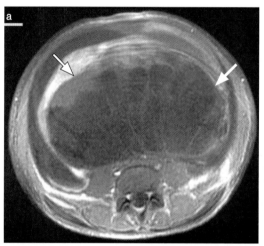 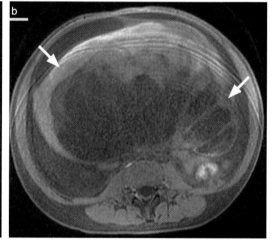

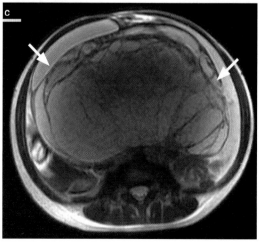

图3-158　MRI

a. T_1加权像；b.脂肪抑制T_1加权像；c. T_2加权像

盆腔内见多房囊性肿块（──▷），T_1加权像呈低信号，局部呈高信号，T_2加权像呈等至低信号。边缘部分造影提示黏液性囊腺癌可能。病理所见为肠上皮型为主体的黏液性囊腺瘤，其中混有异型细胞的乳头状增生病灶，诊断为黏液性囊腺瘤，交界恶性

病例32　56岁　交界恶性黏液性肿瘤（实性为主的混合类型，图3-159，图3-160）

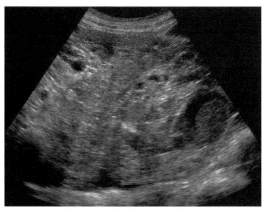
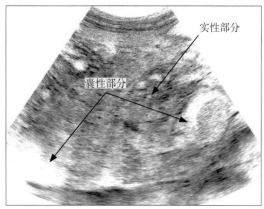

实性部分

囊性部分

图3-159　超声图像（下腹部横切面）

下腹部见一实性与囊性混合的肿块，实性为主，实性部分内回声不均，考虑卵巢恶性肿瘤可能

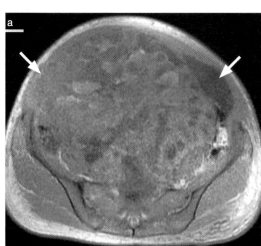
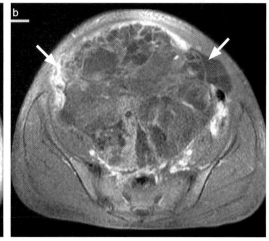

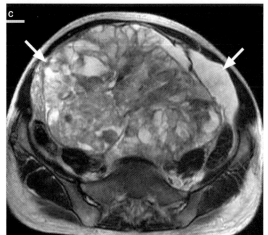

图3-160　MRI

a.T_1加权像；b.脂肪抑制T_1加权像；c.T_2加权像

盆腔内见一巨大的多房囊性肿块（——▷），内部回声不均并见分隔结构，局部造影显像阳性，考虑卵巢恶性肿瘤可能。病理所见，实性部分见明显异型的颈管型黏液性肿瘤，并有显著的乳头状结构。一部分呈上皮性癌的表现，但未见间质浸润，故诊断为黏液性囊腺瘤，交界恶性

黏液性囊腺癌

◆ 黏液性囊腺癌的临床

- 黏液性肿瘤中见细胞异型及间质浸润，即呈现出明显的恶性病理图像。

- 占所有卵巢恶性肿瘤10%～20%，卵巢黏液性肿瘤发生恶性的频率较低。

- 肠上皮型黏液性腺癌，其组织学图像表现与结肠癌相似。

- 多房性的囊性部分含大量的实性部分。

- 实性部分的生长一般呈乳头状增生，有时伴有出血、坏死。

- 与浆液性肿瘤不同，其良性肿瘤的局部可出现恶变。

- 卵巢原发性黏液性囊腺癌发生率较低，但也需注意来自结肠或盲肠黏液癌的转移性卵巢癌可能性。

黏液性囊腺癌的超声表现

- 呈卵巢肿块声像模式分类的Ⅳ型、Ⅴ型。

- 典型的声像呈含实性部分的多房性囊性肿块。

- 随恶性程度进展，分房数量增加，其间隔增厚或实性成分增多。

- 低分化型肿瘤含明显的实性部分。

黏液性囊腺癌的 MRI 表现

- 黏稠的黏液状态或出血在T_1加权像、T_2加权像上可呈磨玻璃样或多种表现。

- 黏稠的黏液在CT或超声声像上均可表现为实性部分，MRI对此具有较高的诊断价值。

- T_1加权像：水分多的部分及黏液成分多的部分均呈低信号。

- T_2加权像：水分多的部分呈高信号，黏液性成分多的部分呈低信号。

病例33 24岁 黏液性囊腺癌（囊性为主的混合型，图3-161，图3-162）

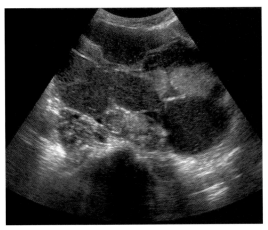
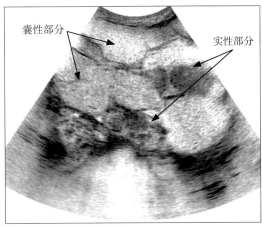

囊性部分

实性部分

图3-161 超声图像（下腹部横切面）
下腹部可见多房的囊性部分，内部回声不均，且有厚的分隔回声及乳头状突起的实性部分，考虑为卵巢恶性肿瘤

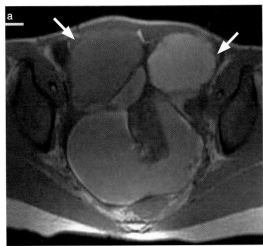
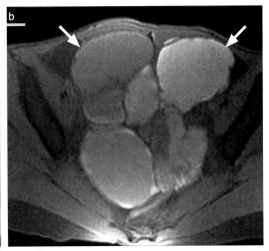

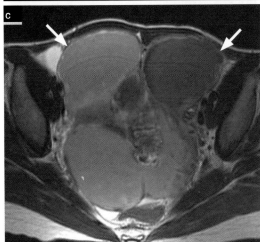

图3-162 MRI
a. T_1加权像；b. 脂肪抑制T_1加权像；c. T_2加权像
盆腔内见多房囊性肿块（⟹），T_1加权像呈中等信号，T_2加权像表现为低至高信号，脂肪抑制阳性，考虑为高黏稠度的肿瘤。局部可见实性部分，诊断为黏液性囊腺癌可能。病理组织诊断：黏液性囊腺癌

病例34 36岁 黏液性囊腺癌（实性为主的混合型，图3-163，图3-164）

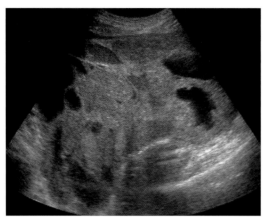
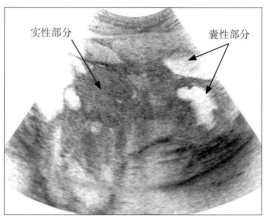

实性部分 囊性部分

图3-163 超声图像（下腹部横切面）
下腹部可见以实性为主的肿块，实性回声内见囊性成分，考虑卵巢恶性肿瘤可能

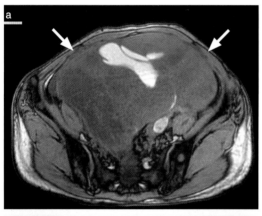
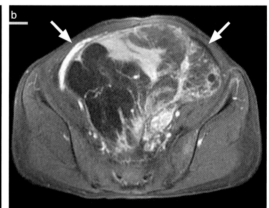
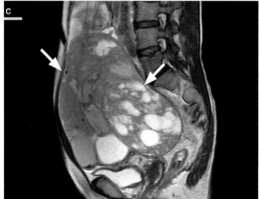

图3-164 MRI
a. T_1加权像（水平切面）；b.脂肪抑制T_1加权像（水平切面）；c. T_2加权像（矢状切面）

盆腔内见多房性囊性肿块（→），T_1加权像呈等至低信号，局部见高信号区域，T_2加权像呈低至高信号。肿块实性部分造影增强效果明显，怀疑卵巢恶性肿瘤，并发现肺转移、肝转移。病理组织诊断：肠上皮型的低分化黏液性囊腺癌

透明细胞癌

◆ 透明细胞癌的临床

- 卵巢发生的透明细胞肿瘤可分为3种类型：良性、交界恶性及恶性。该肿瘤大部分为恶性，即透明细胞癌。

- 形态学上为富含糖原的透明细胞质的上皮细胞（类似肾脏的透明细胞癌），或者为以细胞核具有向腔内突出的鞋钉状细胞为特征的上皮细胞披覆的小管腔形成的肿瘤。

- 虽为实性肿块，肿块的切面还可观察到囊肿形成，但其内部或内壁始终存在实性成分。实性可呈乳头状到团块状等各种形状。

- 实性部分内若出现出血或坏死，囊肿内潴留的液体从浆液性变成血性，甚至巧克力样。

- 部分病例可合并子宫内膜异位症。

- 以前此类肿瘤被认为是中肾管来源，故曾被称为类中肾癌。

- Ⅰ期癌约3%为双侧性，晚期癌肿约40%为双侧性。

透明细胞癌的超声表现

- 呈卵巢肿块声像模式分类的Ⅳ型、Ⅴ型。
- 液性成分一般为浆液性或巧克力样。
- 肿瘤实性部分与浆液性囊腺癌和内膜样腺癌的实性回声有较多共同特点，有时甚至发展为完全实性肿块。
- 肿块的分隔回声与黏蛋白性囊腺癌的分隔类似。

注意点

- 卵巢透明细胞癌的超声图像大多与一般的卵巢癌声像类似。
- MRI表现，在子宫内膜异位症的基础上再发生此肿瘤的概率较高，内膜异位症性囊肿和同样呈T_1、T_2加权像高信号的囊性肿块内部可见实性部分。
- 诊断内膜异位症囊肿时，需要注意合并透明细胞癌之类的卵巢癌。

病例35　53岁　透明细胞癌（典型病例，图3-165，图3-166）

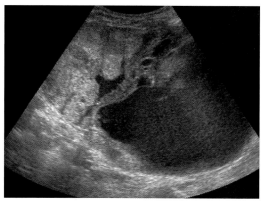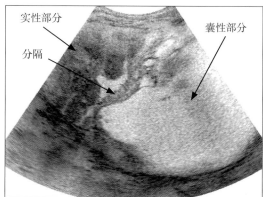

实性部分　囊性部分　分隔

图3-165　超声图像（下腹部纵切面）

下腹中部见肿块，可见囊性部分和实性部分，实性部分的回声不均，内见厚度不均一的分隔

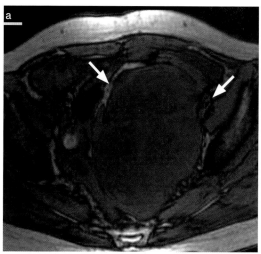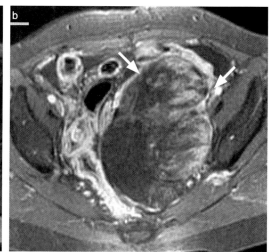

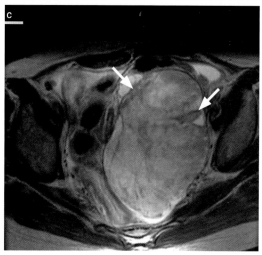

图3-166　MRI

a. T_1加权像；b.脂肪抑制T_1加权像；c. T_2加权像

盆腔内见囊性肿块（⇢），T_1加权像在肌层呈低至等信号，T_2加权像显示肿块呈高信号，造影有增强效果，疑为恶性卵巢肿瘤。病理可见透明细胞体的鞋钉状肿瘤细胞，呈管状、乳头状的实性结构，提示透明细胞癌

病例36 67岁 透明细胞癌（呈实性回声的病例，图3-167，图3-168）

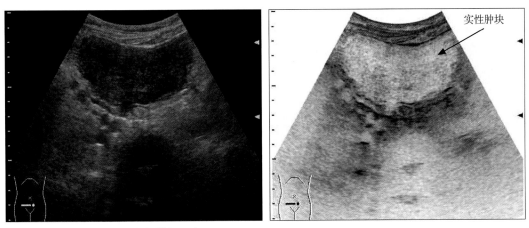

图3-167 超声图像（下腹部横切面）

子宫上方见边界粗糙的实性肿块，内部可见囊性结构，内回声不均

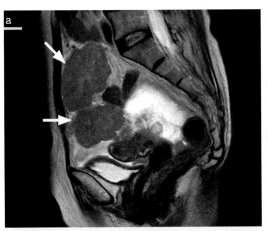

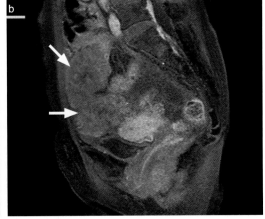

图3-168 MRI

a. T$_2$加权像（矢状切面）；b.脂肪抑制T$_1$加权像（矢状切面）；c. T$_2$加权像（水平切面）

盆腔内见两个实性肿块（ ⟿ ）。T$_2$加权像表现为低信号，局部脂肪抑制阳性。直肠陷凹处在T$_2$加权像呈高信号，提示腹水聚集。病理组织诊断：两侧卵巢及结肠呈一整块实性肿块，有明显异型的肿瘤细胞浸润增殖，透明细胞的实性癌巢内见鞋钉状细胞，提示透明细胞癌成分为主体的低分化腺癌

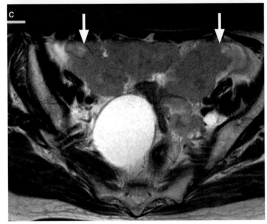

病例37 84岁 透明细胞癌（子宫和卵巢同时发生的病例，图3-169，图3-170）

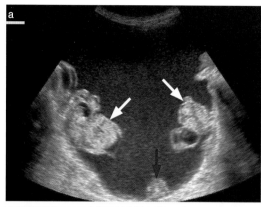

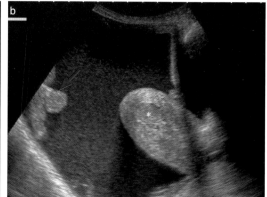

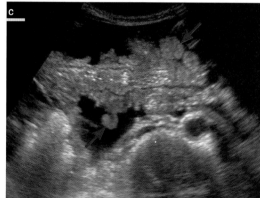

图3-169 超声图像

a.双侧卵巢；b.子宫体部；c.肠系膜种植灶

两侧附件见实性肿块（➡），内部见囊性部分。子宫体部见高回声的实性肿块（＊），腹膜、肠系膜见种植灶（→），大量腹水聚集

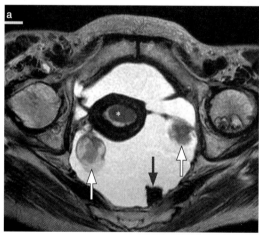

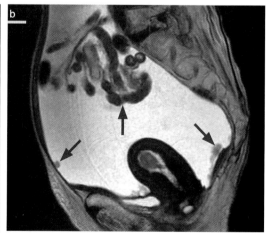

图3-170 MRI T₂加权像

a.水平切面；b.矢状切面

T₂加权像显示体部呈高信号，双侧卵巢见实性与囊性混合的肿块（➡）。可见大量腹水及腹膜种植灶（→）。病理诊断为透明细胞癌，病灶位于双侧卵巢和子宫体部

内膜样腺癌

◆ 内膜样腺癌的临床

- 内膜样腺癌的定义为肿瘤细胞为各种类似组织学上的子宫内膜的卵巢肿瘤。肿块内有类似子宫内膜腺上皮披覆形成的腺体成分，伴不同分化程度的卵巢间质。

- 罕见良性或交界恶性，大部分为内膜样腺癌。

- 内膜样腺癌占所有恶性卵巢肿瘤的5%～6%。

- 病变被认为很少从子宫内膜异位症发展而来，多数从卵巢表面上皮直接发生。

- 肉眼所见，内膜样癌为囊性，乳头状，或有实性增生部分，有时可见出血或坏死。双侧性发生者约占30%。

- 卵巢和子宫内膜同时被发现内膜样腺癌时难以确定原发病灶。15%～20%病例合并子宫内膜癌。

- 黏稠内膜样腺癌比子宫内膜癌更具有囊肿形成和乳头状增生的倾向。

- 部分病例可见鳞状上皮化生，WHO分类将其描述为伴鳞状上皮分化的内膜样腺癌。

内膜样腺癌的超声表现

- 呈卵巢肿瘤声像模式分类的Ⅳ型、Ⅴ型。囊性与实性结构混合声像或者为实性结构为主的声像。

- 肿块的实性部分呈局部性或贴壁性，囊肿中央若见游离的实性部分为凝结块或碎片。

- 肿块实性部分的形态和回声与浆液性腺癌和黏液性腺癌无法区别。

- 多为单房性，偶尔可呈多房性。

- 肿块为完全实性时，呈边界不清晰、回声强度不均匀的实性回声，多数伴腹水。

注意点

此肿瘤为腺癌，一定有实性部分存在，但是肿瘤整体声像呈囊性的病例很多，呈实性的病例较少。因此，囊性内膜样腺癌时，与浆液性腺癌的鉴别困难。

病例38　73岁　内膜样腺癌（典型病例，图3-171，图3-172）

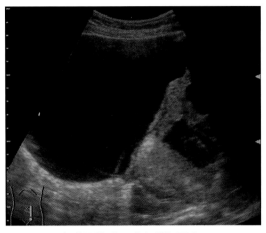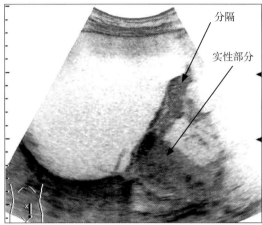

分隔

实性部分

图3-171　超声图像（下腹部纵切面）
下腹部正中见一巨大囊性肿块，内部有厚度不均的分隔，囊壁见实性部分隆起

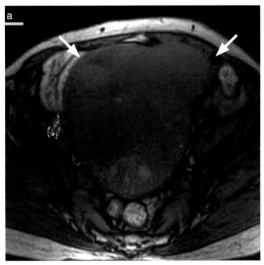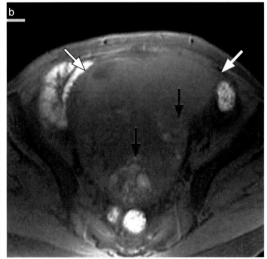

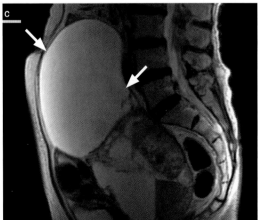

图3-172　MRI
a. T_1加权像（水平切面）；b.脂肪抑制T_1加权像（水平切面）；c.T_2加权像（矢状切面）
盆腔内见多房囊性肿块（⇢），囊性部分在T_2加权像呈高信号，T_1加权像呈低信号，实性部分局部（→）造影轻度增强，考虑卵巢恶性肿瘤可能。病理组织诊断：管状结构为主体并伴部分为乳头状结构的腺癌增生，提示为内膜样腺癌

病例39　45岁　内膜样腺癌（伴鳞状上皮分化的病例，图3-173，图3-174）

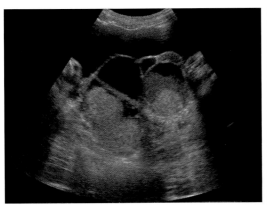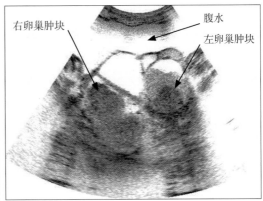

右卵巢肿块　腹水　左卵巢肿块

图3-173　超声图像（下腹部横切面）
下腹部见两个囊性肿块，内见厚度均一的厚壁分隔，并可见囊壁有实性部分突出，考虑为双侧卵巢肿瘤并腹水

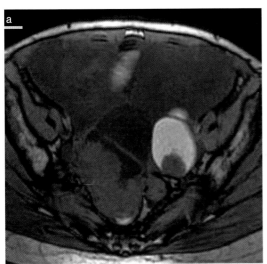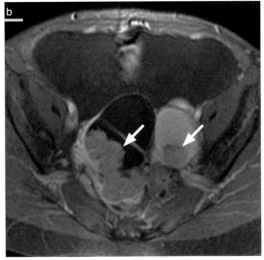

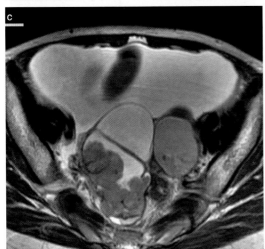

图3-174　MRI
a. T_1加权像；b.脂肪抑制T_1加权像；c. T_2加权像
右侧肿块的囊性部分在T_1加权像呈低信号，T_2加权像呈高信号，实性部分在T_2加权像呈轻度高信号。左侧肿块在T_1加权像呈高信号，脂肪抑制阳性，并伴有出血，内部的实性部分在T_2加权像呈轻度高信号，可见造影增强（▷）。病理组织诊断：双侧卵巢内膜样腺癌，分化相当于1级，伴明显鳞状上皮化生

病例40　71岁　内膜样腺癌（呈实性回声的病例，图3-175，图3-176）

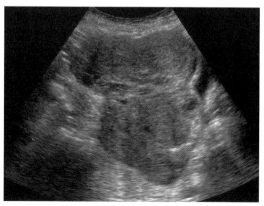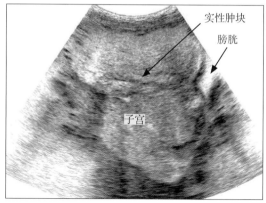

图3-175　超声图像（下腹纵切面）
子宫腹侧可见一内部回声不均的实性肿块，形状呈分叶状，与子宫分界不清。声像上怀疑为卵巢肿瘤而非子宫肌瘤

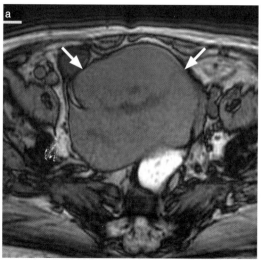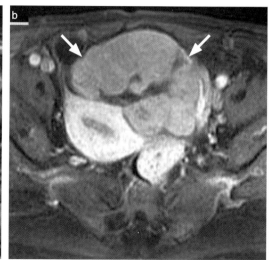

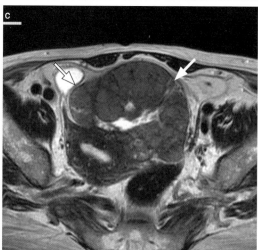

图3-176　MRI
a. T₁加权像；b.脂肪抑制T₁加权像；c. T₂加权像
盆腔见实性肿块（$\Longrightarrow$），T₁加权像及T₂加权像呈轻微高信号，T₂加权像中肿块的中心部分为明显高信号提示局部有液体成分可能。实性部分造影可见轻度增强。病理所见为相当于1级的内膜样腺癌

病例41 33岁 内膜样腺癌（子宫和卵巢同时发生的病例，图3-177，图3-178）

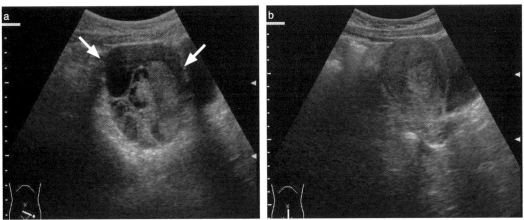

图3-177 超声图像

a.左下腹横切面；b.下腹部纵切面

子宫左侧的囊性肿块（▷），内部见分隔回声且囊壁有实性部分隆起。子宫体部见子宫内膜增厚、厚薄不均（→）

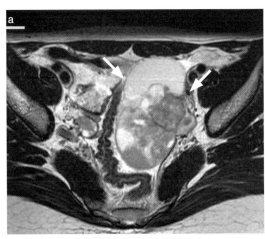

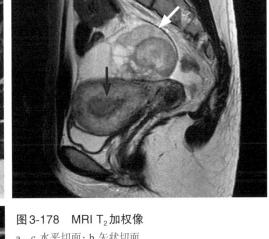

图3-178 MRI T₂加权像

a、c.水平切面；b.矢状切面

子宫左侧见多房性肿块（▷），T₂加权像呈高信号，实性部分呈微弱的高信号。子宫体部见肿块（→），T₂加权像呈轻度高信号，右侧壁基底层消失，考虑为浸润可能。病理组织诊断：子宫和卵巢上同时发生的内膜样腺癌

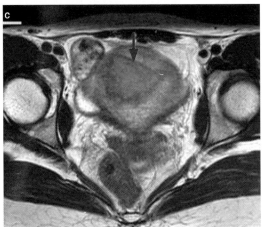

卵黄囊瘤（内胚窦瘤）

◆ 卵黄囊瘤的临床

- 卵黄囊瘤属于生殖细胞肿瘤，约占恶性生殖细胞肿瘤的20%。

- 卵黄囊瘤被认为是未成熟的具有多分化能力的生殖细胞向卵黄囊方向分化过程中形成的肿瘤。

- 血清AFP高值。

- 肉眼观可见披覆平滑被膜的黄色实性肿块，可伴出血、坏死、变性，形成囊肿。

- 卵黄囊瘤为比较罕见的肿瘤，常见于青少年，大部分发生在30岁以下，极少发生在中老年人。

- 组织学图像包括多囊性卵黄型，类肝细胞型及腺型等3种变异型。

- 一直以来被认为预后极差，化疗的进步明显改善其预后。

卵黄囊瘤的超声表现

- 超声表现为实性肿块，局部可见由于出血、坏死形成的囊性部分（属于卵巢肿块声像模式分类Ⅴ型）。

- 实质部分的内部回声呈比较均匀一致的高回声。

- 肿瘤的边界清晰，未显示其表面的凹凸不平。

- 肿块大小不一，但多为10cm以上。

- 腹水量较小。

病例42 27岁 卵黄囊瘤（年轻病例，图3-179，图3-180）

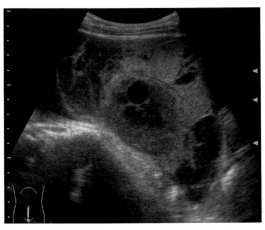
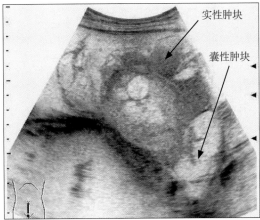

实性肿块

囊性肿块

图3-179 超声图像（下腹纵切面）
下腹部正中见实性肿块，内部见散在的囊性部分。可见大量腹水。AFP高值，怀疑为卵黄囊瘤
（AFP：10611 ng/ml；CA125：1060U/ml）

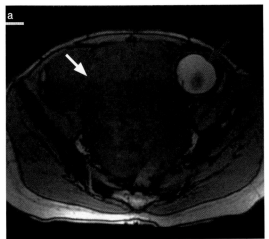
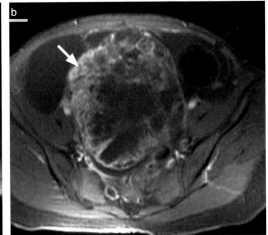

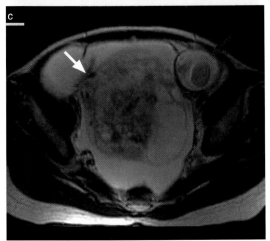

图3-180 MRI
a. T_1加权像；b.脂肪抑制T_1加权像；c. T_2加权像
盆腔内见实性肿瘤（⟹），T_1加权像呈低信号，T_2加权像呈高～低信号，实性肿块造影有增强，内部可见囊性部分，怀疑为卵巢恶性肿瘤。左侧可见皮样囊肿（⟶）。大量腹水。术后病理组织学诊断为卵黄囊瘤

病例43 69岁 卵黄囊瘤（高龄病例，图3-181，图3-182）

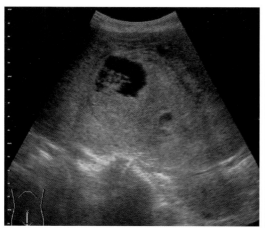
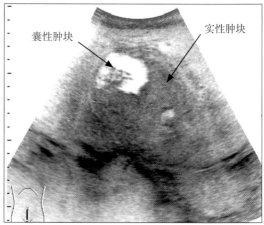

图3-181 超声图像（下腹纵切面）

下腹部正中见巨大的实性肿瘤，内部见散在的囊性部分。与病例42（年轻病例）的超声图像无明显差异（AFP：199 340ng/ml，CA125：320U/ml）

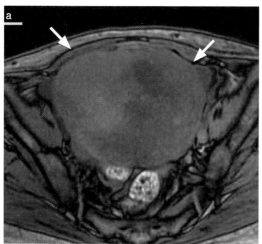
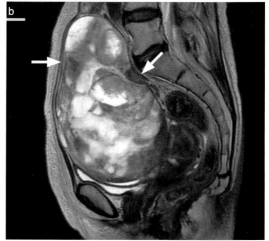
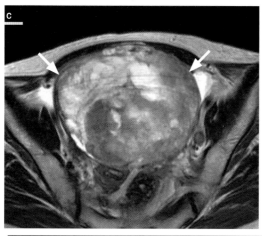

图3-182 MRI

a. T_1加权像（水平切面）；b. T_2加权像（矢状切面）；c. T_2加权像（水平切面）

盆腔内见实性肿块（⟶），实性肿块在T_1加权像中呈低信号，T_2加权像中可见高～低信号的造影效果，内部见囊性部分，怀疑为卵巢恶性肿瘤。术后病理组织学诊断为卵黄囊瘤

卵巢恶性淋巴瘤

◆ 卵巢恶性淋巴瘤的临床

- 原发性卵巢恶性淋巴瘤极为罕见，卵巢上见到的恶性淋巴瘤多为继发性。

- 原发性卵巢恶性淋巴瘤的诊断标准：临床发现肿瘤时仅局限于卵巢，全身淋巴结、骨髓和外周血管等均未见病变，至少数月后才发现卵巢以外的病变。

- 肿瘤表面柔软，呈分叶状，切面见伴出血坏死的灰白色实性病灶。

- 继发性卵巢淋巴瘤可为双侧或单侧发生，但原发性卵巢淋巴瘤为单侧发生。

- 原发性卵巢淋巴瘤的组织学类型为弥漫性大细胞型或弥漫性大小混合细胞型为主。

卵巢恶性淋巴瘤的影像学表现

- 超声表现为边界清晰的实性肿块，内部回声呈均匀低回声。

- 如果肿瘤较大，内部可伴坏死和囊性变。

- MRI表现：T_1加权像呈等信号，T_2加权像呈弱高信号，造影轻度增强，较少见周围浸润的报道。

病例44　66岁　原发性卵巢恶性淋巴瘤（图3-183，图3-184）

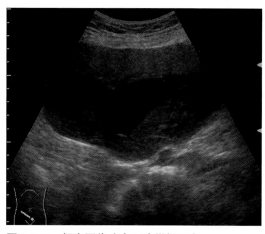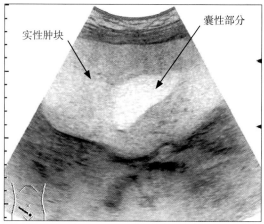

实性肿块　囊性部分

图3-183　超声图像（右下腹纵切面）

盆腔内右侧见一边界清晰的低回声实性肿块，中心区域见囊性部分，周边部分未见明确的淋巴结肿大

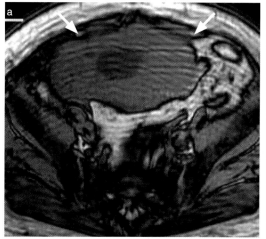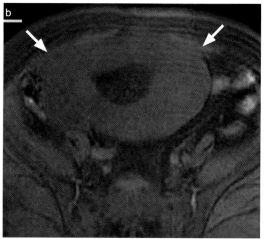

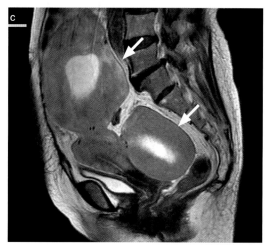

图3-184　MRI

a. T_1加权像（水平切面）；b.脂肪抑制T_1加权像（水平切面）；c. T_2加权像（矢状切面）

盆腔的腹侧和背侧见同样的肿瘤，即双侧的卵巢肿瘤（⟶）。T_1加权像中呈低～等信号，T_2加权像呈弱高信号，而中心区域呈强高信号，未见脂肪抑制。术后病理诊断为恶性淋巴瘤

病例45 21岁 继发性卵巢恶性淋巴瘤（图3-185，图3-186）

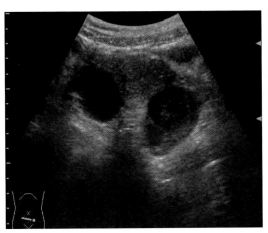
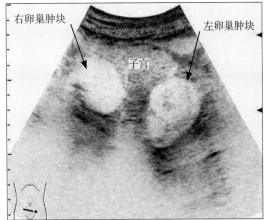

右卵巢肿块 左卵巢肿块 子宫

图3-185 超声图像（下腹横切面）

恶性淋巴瘤治疗过程中，发现两侧卵巢肿块，内部回声较低，呈囊肿样。左侧肿块边缘部分回声较高

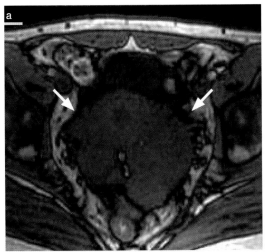
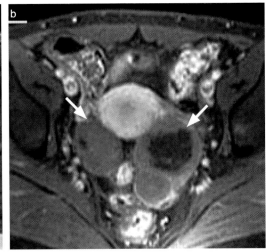
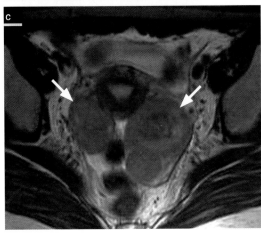

图3-186 MRI

a. T_1加权像；b.脂肪抑制T_1加权像；c.T_2加权像

盆腔两侧见肿块（⇒），T_1加权像呈低信号，T_2加权像显示比肌层弱的高信号，并见造影增强。术后病理组织学诊断为恶性淋巴瘤

卵巢癌腹腔内种植

◆ 卵巢癌腹腔内种植的临床

- 卵巢癌早期隐匿，难以发现，因此，当症状出现时，通常肿瘤已经相当大，且可能出现腹水。

- 卵巢癌的原发病灶很小，但腹腔内有明显种植时，将有助于卵巢癌的影像学诊断。

- 临床晚期卵巢癌腹膜种植取决于 I 期有无包膜破裂、III 期有无腹腔内种植。

- 卵巢癌腹腔内种植中，腹水是其主要的转移途径，腹腔种植的诊断对于影像学诊断原发病灶有着重要的意义。

卵巢癌腹腔内种植的超声表现

- 大量腹水（可流动的腹水）。
- 腹膜、肠系膜、直肠陷凹、子宫阔韧带、回盲部附近及肝肾隐窝（Morison 隐窝）等处形成病灶。
- 形成大网膜饼。
- 肠管粘连呈一整块声像。

◆ 大网膜饼

- 腹腔内种植的肿瘤在大网膜形成的块状肿块，称为大网膜饼（omental cake）。
- 大网膜饼可见于卵巢癌的腹膜种植，也可见于胃癌、结肠癌、宫体癌等。
- 有必要注意胰腺炎或脓肿的炎症波及大网膜时也可以形成类似表现。
- 在MRI的T_1加权像中呈中等信号，T_2加权像中呈不均一的高信号肿块。

病例46　55岁　卵巢癌腹腔种植（大网膜饼，图3-187，图3-188）

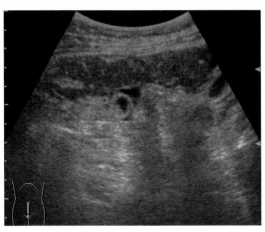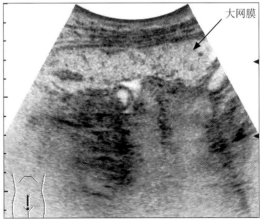

大网膜

图3-187　超声图像（下腹纵切面）
卵巢癌Ⅳ期大网膜回声低，可见板状的肿块形成，考虑为大网膜种植

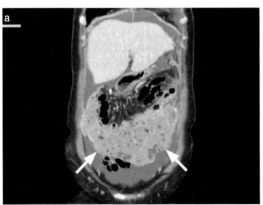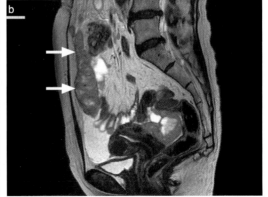

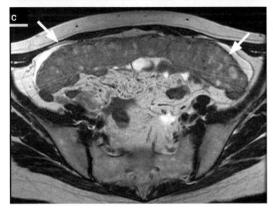

图3-188　CT和MRI
a. CT图像（冠状切面）；b. MRI T_2加权像（矢状切面）；
c. MRI T_2加权像（水平切面）

CT、MRI显示大网膜明显肥厚呈肿块状（⟶），有腹水，为腹膜种植图像。胸腔积液、腹水内发现腺癌细胞，诊断为卵巢癌Ⅳ期

病例47 71岁 卵巢癌腹腔种植（图3-189，图3-190）

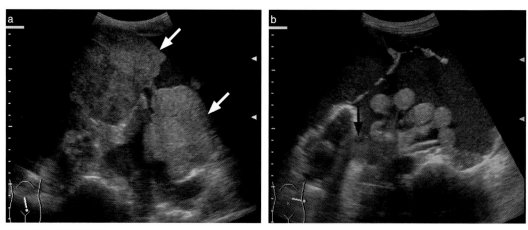

图3-189 超声图像

a.下腹部纵切面；b.左侧腹部横切面

下腹见不规则形实性肿块（▷），怀疑为卵巢癌，大量腹水，腹壁、肠间隙见肿块（━━），肠管也形成一整块肿块

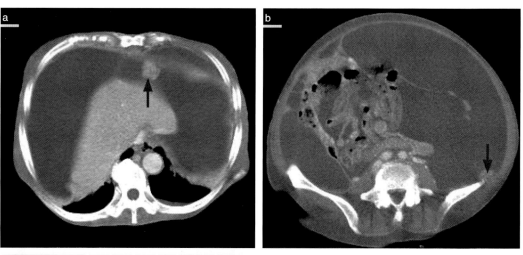

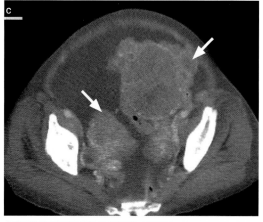

图3-190 CT图像

a.肝脏断面；b.胸部断面；c.盆腔断面

盆腔内见实性肿块（▷），怀疑为双侧卵巢恶性肿瘤。肠间隙、肝脏边缘、腹壁、横膈膜上见种植病灶图像（━━）。腹水中发现腺癌，诊断为卵巢癌Ⅲ期

转移性卵巢肿瘤

◆ 转移性卵巢肿瘤的临床

- 卵巢是恶性肿瘤转移最常见的器官。

- 自胃癌，结肠癌，乳腺癌转移较多，60% ～ 80%呈双侧病变。

- Krukenberg瘤70% ～ 100%来自胃癌。

- Krukenberg瘤是以印戒细胞浸润和卵巢间质异常增生为特征。

◆ Krukenberg 瘤的临床

- 胃癌引起的转移性卵巢癌大部分是Krukenberg瘤。

- 除了胃癌以外的脏器发生的印戒细胞癌，同样可以形成Krukenberg瘤。

- 常发生在两侧卵巢。

- 绝经前女性多见。

- 卵巢血流丰富，并伴有印戒细胞与卵巢间质显著增生。

- Krukenberg瘤的实性部分在T_2加权图像呈低信号，是卵巢间质的纤维性增生的反映。

- 腹水细胞学诊断可发现巴氏染色阳性的印戒细胞。

- 预后不良，发现卵巢转移后在1年内死亡达90%。

转移性肿瘤的超声表现

- 约80%为双侧性的实性肿块，表面呈凹凸不平的结节（卵巢肿块回声模式分类的Ⅵ型）。

- 内部有出血性坏死或多个小囊。

- 多数可见腹水。

注意点

- 发现两侧附件的肿块和腹水时，务必要注意对消化道、乳腺进行详细的检查。

- 超声检查胃癌术后发现腹水时，必须进行卵巢扫查。

病例48 52岁 克鲁肯贝格（Krukenberg）瘤（胃癌卵巢转移，图3-191）

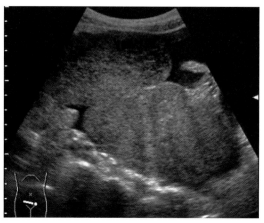
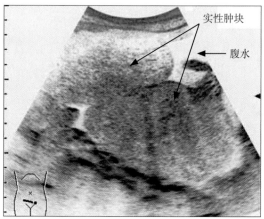

图3-191 超声图像（下腹部横切面）

下腹部见两个实性肿块（卵巢肿块回声模式Ⅳ型），腹水

病例49 59岁 乙状结肠癌卵巢转移（图3-192）

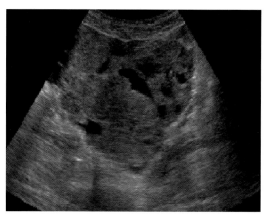
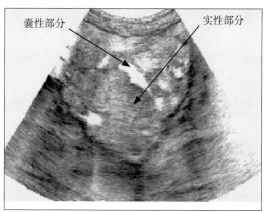

图3-192 超声图像（下腹横切面）

下腹部见肿块，肿块内部以实性回声为主，局部可见囊性部分（卵巢肿块声像模式分型Ⅴ型），腹水

病例50 43岁 横结肠癌卵巢转移（图3-193）

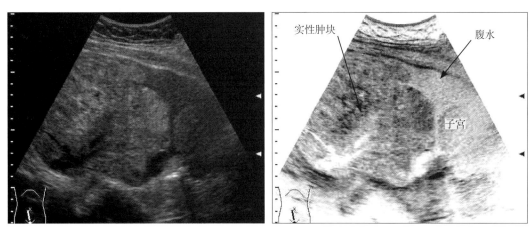

图3-193 超声图像（下腹纵切面）
子宫上方见不规则形的实性肿块，内部为稍高回声，伴腹水

病例51 41岁 乳腺癌（硬癌）卵巢转移（图3-194）

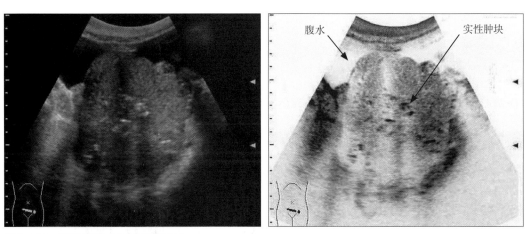

图3-194 超声图像（下腹纵切面）
下腹部见实性肿块，表面不平整且内部见钙化灶，伴腹水

◆ 乳腺癌转移

- 经常可见微小的转移病灶，但很少形成卵巢肿瘤。

- 一般情况下，组织学类型为小叶癌的原发性乳腺癌比较容易出现卵巢转移。

急腹症、盆腔内感染篇

盆腔感染

◆ 盆腔感染的临床

盆腔感染（pelvic inflammatory disease，PID），是输卵管炎、卵巢周围炎，输卵管卵巢脓肿等盆腔的非特异性炎症性疾病的总称，是导致女性腹痛比较常见的病因。

【感染途径】

阴道或宫颈管内的微生物上行感染子宫内膜、输卵管。

【感染原因】

性生活感染，子宫内膜细胞学诊断（诊刮），人工授精，长期放置宫内节育器。

【感染病菌】

衣原体、淋病奈瑟菌、大肠埃希菌、金黄色葡萄球菌。

【症状】

发热、下腹痛、脓性白带、腹膜刺激症状。

【过程】

子宫内膜炎、宫颈管⇒输卵管炎（输卵管积脓）⇒输卵管卵巢脓肿⇒盆腔腹膜炎。

【后遗症】

输卵管积液，输卵管闭塞性⇒不孕症。

病例1　36岁　体外受精胚胎移植取卵后感染（图3-195）

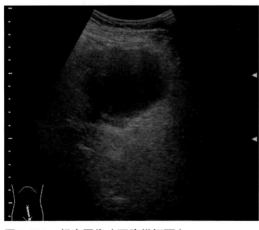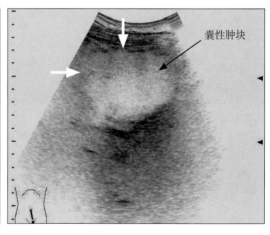

囊性肿块

图3-195　超声图像（下腹纵切面）

主诉：体外受精胚胎移植（IVF-ET）取卵后下腹部痛、发热

左侧附件见囊性肿块，肿块边界部分不清晰，内部为无回声。肿块周边由于炎症回声明显增高（⟶▷）

病例2 47岁 输卵管卵巢脓肿（图3-196，图3-197）

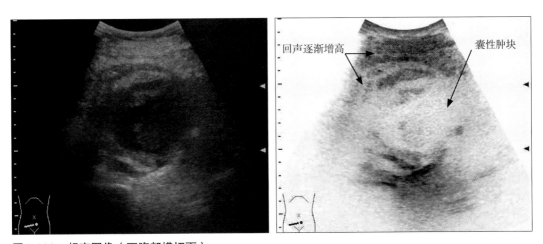

图3-196 超声图像（下腹部横切面）

主诉：发热，下腹痛

子宫右侧见囊性肿块，壁厚且内部见微细颗粒回声。肿块的周边回声强度增高，考虑为炎症性肿块

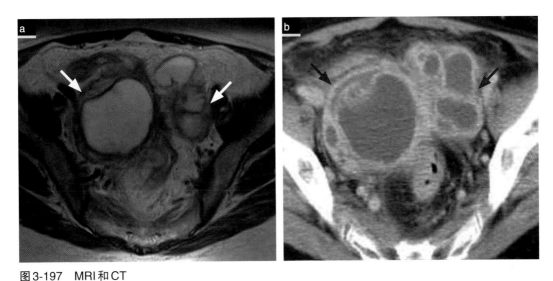

图3-197 MRI和CT

a. MRI T_2加权像；b. CT造影图像

MRI T_2加权像见双侧的多房性肿块（⟹）。囊壁厚且囊内见高信号。造影CT图像可见两侧多房性肿块（⟶），囊壁肥厚。影像学表现及临床过程提示诊断双侧卵巢脓肿

> **注意点**
>
> 体外受精胚胎移植是在经阴道超声的监测下行取卵手术，取卵时可能会合并感染或腹腔内器官损伤。

病例3　48岁　输卵管卵巢脓肿（图3-198，图3-199）

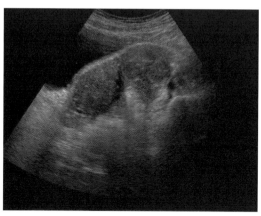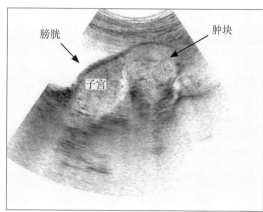

图3-198　超声图像（下腹部横切面）

子宫内膜炎观察过程中出现下腹痛，发热。子宫左侧见一大小5cm的肿块，中心部分呈略低回声区，直肠陷凹未见腹水

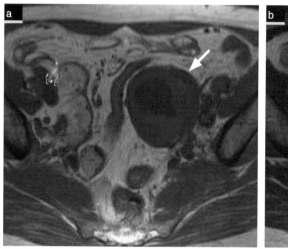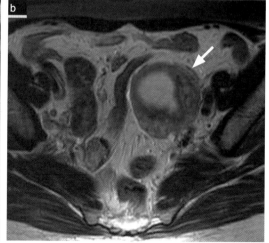

图3-199　MRI

a. T_1加权像；b. T_2加权像

子宫左侧见一厚壁囊性肿块（➡），中心部分在T_1加权像呈低信号，囊壁部分在T_1加权像与中心部分不同，呈高信号，T_2加权像呈高信号，考虑输卵管卵巢脓肿可能

病例4 34岁 内膜异位囊肿感染（图3-200）

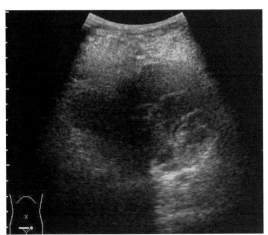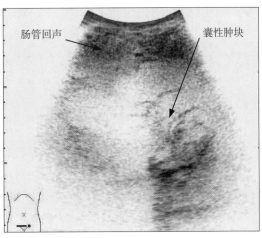

肠管回声　　　　　　　　　　　囊性肿块

图3-200 超声图像（下腹部横切面）

囊性肿块内部可见分隔回声及实性回声。声像上考虑为巧克力囊肿，由于炎症反应明显，考虑其合并感染

注意点

- 有巧克力囊肿时，更有可能合并输卵管、卵巢脓肿。
- 腹痛加剧或炎症反应上升时，需要考虑是否有子宫内膜异位囊肿感染。
- 在影像学上，许多子宫内膜异位症形成巧克力囊肿时同时粘连包裹输卵管、卵巢，与输卵管、卵巢脓肿鉴别困难时，临床症状对于诊断非常重要。
- 突发下腹痛并有腹水回声的巧克力囊肿，需考虑巧克力囊肿破裂的可能。
- 包膜较厚，炎症波及周围结构造成边界不清，与子宫内膜异位症囊肿表现相似，脓肿内容物在MRI T,加权像中比内膜异位囊肿内的出血图像的高信号较低。

输卵管积液

◆ 输卵管积液的临床

- 输卵管积液是由于输卵管炎导致输卵管、输卵管伞闭塞、粘连引起的，管腔内液体潴留。
- 根据内容物可将其分为输卵管积水（浆液性渗出物潴留）、输卵管积脓（脓液潴留）、输卵管积血（输卵管妊娠、子宫内膜异位症）。
- 慢性的输卵管积液内容物通常是浆液性的，并非由于细菌感染所致。
- 输卵管积血是管腔内积血状态，可由于输卵管妊娠或子宫内膜异位症、月经血逆流等产生，是输卵管性不孕症的原因之一。

病例5　25岁　输卵管积水（图3-201）

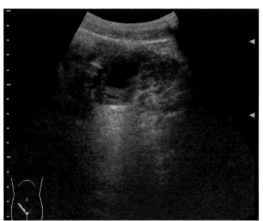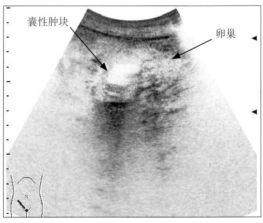

图3-201　超声图像（右下腹斜纵切面）
纺锤状的囊性肿块，内部为无回声，且囊壁厚薄不均。囊性肿块的旁边见正常卵巢声像

输卵管积液的经阴道超声表现

- 管状、纺锤状的囊性肿块内见不完全分隔。
- 齿轮征（Cogwheel sign）：是指扩张的输卵管内见齿轮状的低回声。
- 串珠征（Beads-on-a-string sign）：扩张的输卵管壁上见多个2～3mm大小的高回声斑。串珠征是由于闭锁的输卵管内液体潴留并扩张，继而使输卵管黏膜的内壁平坦化及纤维化所致的声像。

病例6 27岁 输卵管积血（输卵管妊娠，图3-202）

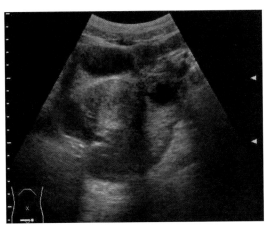 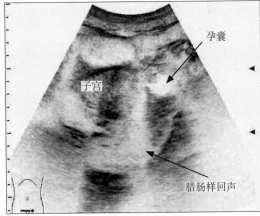

图3-202 超声图像（下腹部横切面）

子宫左侧见类似孕囊声像，并且显示与其连续的腊肠样的实性回声，考虑异位妊娠并输卵管积血可能

注意点

- 输卵管积血，最多见于异位妊娠（输卵管妊娠）。
- 输卵管妊娠流产时输卵管腔内出血造成输卵管积血，输卵管周围血肿形成。
- 有两种类型的输卵管妊娠，一种情况为输卵管流产，向腹腔排出孕囊与血液，另一种情况为输卵管破裂，孕囊从破裂处向腹腔内排出。

病例7 28岁 输卵管积血（内膜异位囊肿，图3-203，图3-204）

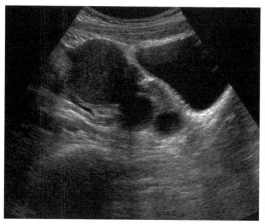

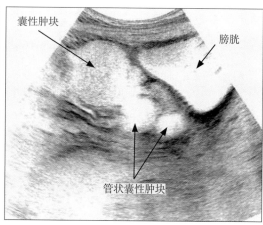

囊性肿块

膀胱

管状囊性肿块

图3-203 超声图像（左下腹纵切面）

图像可见弯曲管状的囊性肿块，与其相连的局部见微细回声的囊性肿块，考虑为内膜异位囊肿可能

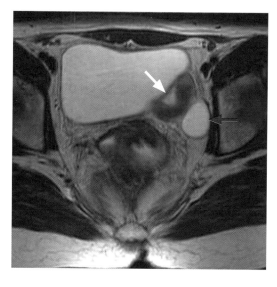

图3-204 MRI T$_2$加权像

子宫左侧前方见管状结构的弯曲走行的低信号肿块（⇨）。其旁可见一高信号的囊性肿块（→）。考虑为内膜异位囊肿

注意点

- 输卵管积液可形成腊肠形、"C"字形或"S"字形等管状的囊性结构。
- 并非所有的输卵管积液都形成管状的囊性结构，也可以表现为与卵巢肿块类似的圆形肿块，因此在诊断下腹部囊性肿块时，需考虑排除输卵管积液。
- 诊断内膜异位囊肿时，需要注意周边有无输卵管积血等输卵管病变。

卵巢肿瘤蒂扭转

◆ 卵巢肿瘤蒂扭转的临床

- 卵巢肿瘤蒂扭转是指卵巢肿瘤与卵巢固有韧带、骨盆漏斗韧带形成蒂扭转的状态。

- 成熟囊性畸胎瘤最常引起蒂扭转。肿瘤的变性、出血、坏死也可引起蒂扭转。

- 成人病例表现为下腹部疼痛和腹膜刺激症状。

卵巢肿瘤蒂扭转的超声表现

- 囊性及实性的卵巢肿瘤均可发生蒂扭转。
- 肿瘤壁呈水肿肥厚声像。
- 肿块内出血会出现实性回声。
- 扭转的蒂部呈实性回声或带状回声。

卵巢肿瘤蒂扭转的 MRI 表现

蒂扭转可通过卵巢包膜扭曲、缩短表现出来。

- 附件肿块的边缘部分突向子宫的图像。
- 病灶周边包绕带状软组织或扩张的血管结构。
- 囊肿壁见偏心性的肥厚。

◆ 婴幼儿期的卵巢肿瘤蒂扭转

- 新生儿的卵巢位于骨盆比较高的位置，活动度良好，容易扭转。
- 新生儿或婴幼儿的蒂扭转时，其主诉多为发现腹部肿块。

病例8 11岁 卵巢肿瘤蒂扭转（小儿病例，图3-205，图3-206）

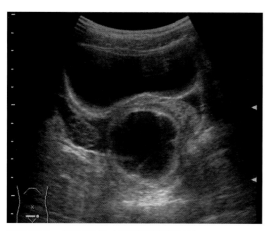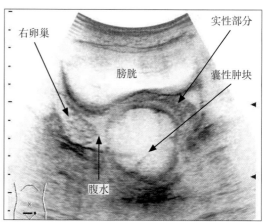

图3-205 超声图像（下腹部横切面）

左侧附件见囊性肿块，肿块的左侧见水肿的包膜及经彩色多普勒确认的实性部分，怀疑为卵巢肿瘤蒂扭转，有腹水

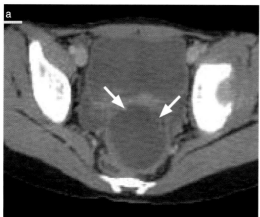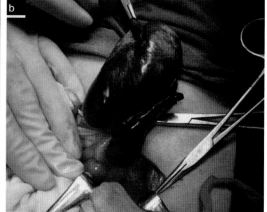

图3-206 CT造影图像

a. CT造影图像；b. 术中照片

在CT造影图像中，在膀胱背侧见一大小5cm的含钙化灶的囊性肿块（➡），怀疑为成熟囊性畸胎瘤。内部见造影效果阴性的出血灶，怀疑有扭转可能。卵巢肿瘤是成熟囊性畸胎瘤，并蒂扭转，内部发生出血、坏死

病例9 1岁9个月 卵巢肿瘤蒂扭转（婴幼儿病例，图3-207，图3-208）

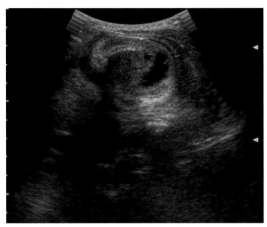 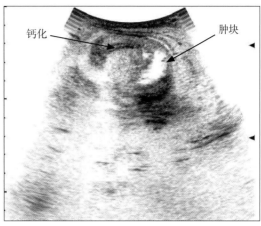

图3-207 超声图像（左下腹部横切面）

主诉：腹部肿块，发热。膀胱左上方见5cm大的囊性肿块，壁肥厚，内部见实性高回声考虑为钙化病灶。肿瘤内部的实性部分彩色多普勒可见血流信号，怀疑为卵巢肿瘤蒂扭转

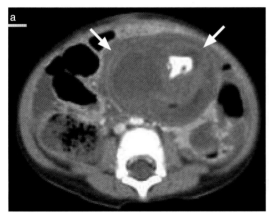 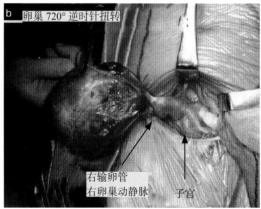

图3-208 CT造影图像

a. CT造影图像；b. 术中照片

CT造影图像显示腹腔内肿块（➡️）。肿块的内部呈多房性，可见钙化、脂肪。怀疑为与肠管连续的畸胎瘤，因造影效果不明显，故疑为蒂扭转可能。肿块来自右卵巢，成720°逆时针扭转。组织学诊断为成熟囊性畸胎瘤，高度扭转并出血

特发性卵巢出血、出血性黄体囊肿

◆ 特发性卵巢出血的临床

- 特发性卵巢出血多见于年轻女性，与月经周期相关，发生率卵泡期20%，黄体期80%。

- 黄体内出血可以形成出血性黄体囊肿。

- 卵巢出血并流向腹腔时为卵巢出血，以出血的黄体囊肿或卵泡多见。

- 腹痛伴出血的急腹症病例，与卵巢肿瘤蒂扭转与急性阑尾炎鉴别是非常重要的。

病例10　11岁　特发性卵巢出血（图3-209，图3-210）

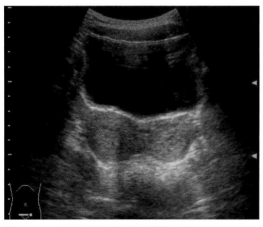
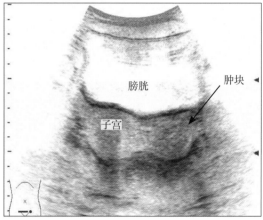

图3-209　超声图像（下腹部横切面）
主诉：左下腹痛
左侧附件见肿块，内部为实性回声中散在略低回声声像

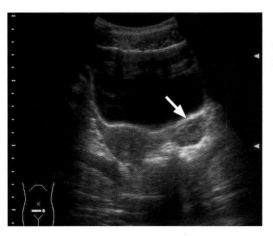

图3-210　超声图像（6个月复查时）
6个月复查发现出血声像已吸收，呈现正常卵巢（⟹）表现

◆ 出血性黄体囊肿的临床

- 出血性黄体囊肿是一种功能性囊肿，月经期黄体或妊娠初期的黄体均可形成出血性黄体。

- 超声表现为高回声的实性肿块，或内有细线状回声的囊性肿块，随着囊肿内出血的时间不同而出现内部声像的变化。

- MRI中，有时内容物为血液，与巧克力囊肿鉴别困难，阴影的呈现有可能帮助判断新旧出血。

病例11　35岁　出血性黄体囊肿（图3-211，图3-212）

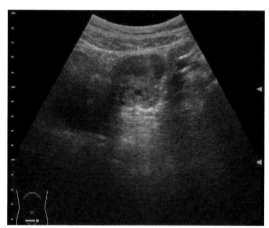
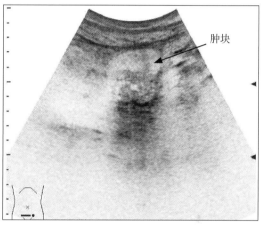

肿块

图3-211　超声图像（下腹部横切面）
主诉：下腹痛
左附件可见肿块，内部回声为部分实性与部分囊性混合。其后经过观察发现肿块逐渐缩小

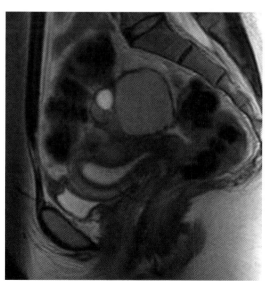

图3-212　MRI T₂加权像
囊性肿块的内部见比肌层略高的高信号，考虑是内膜异位囊肿

术后合并症

术后合并症包括血肿、脓肿形成或淋巴管囊肿等。

◆ 淋巴管囊肿的临床

- 淋巴管囊肿是妇科肿瘤淋巴清扫术后淋巴液向腹膜后间隙漏出并积聚所致。
- 一些病例可无症状，通常逐渐自然吸收，或被周围器官挤压，合并感染则需要治疗。
- 淋巴管囊肿合并炎症时可出现疼痛和发热，形成感染性淋巴管囊肿。

病例12　32岁　淋巴管囊肿（图3-213）

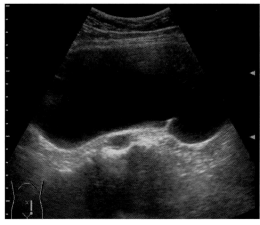 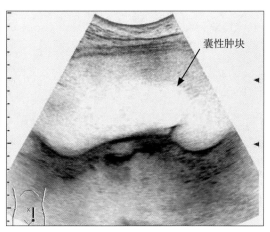

囊性肿块

图3-213　超声图像（左下腹纵切面）
宫颈癌术后
盆腔内左侧见内部回声均匀的囊性肿块，诊断为淋巴管囊肿

注意点

广泛全宫切术后＋淋巴清扫术后有发热、压痛、脓性分泌物，如果有炎症反应高值，需要考虑以下感染可能：

- 盆腔残腔炎：直肠指检附近结缔组织压痛明显。
- 盆腔炎：术后比较早期就出现，并表现为明显的下腹痛。
- 尿路感染。
- 感染性淋巴管囊肿：淋巴管囊肿出现炎症表现。

病例13 60岁 感染性淋巴管囊肿（图3-214）

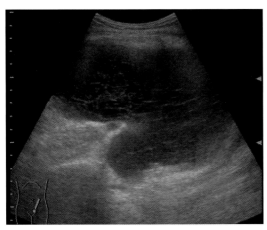
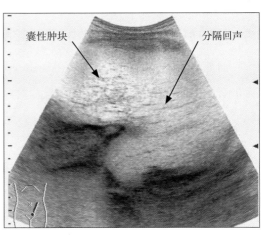

囊性肿块　　　　分隔回声

图3-214 超声图像（左下腹纵切面）

卵巢癌术后

左侧盆腔内可见囊性肿块，内部见微细回声及分隔回声，肿块囊壁较厚，并且有发热及CRP上升，诊断为感染性淋巴管囊肿。给予抗生素治疗后症状缓解

病例14 54岁 盆腔腹膜炎（图3-215）

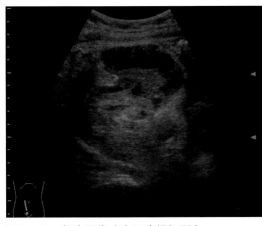
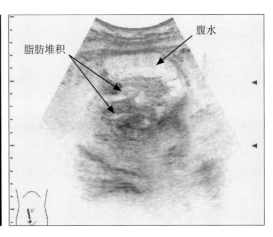

脂肪堆积　　　　腹水

图3-215 超声图像（右下腹纵切面）

卵巢癌术后4天

盆腔内腹水浑浊及脂肪堆积回声增加，发热且CRP高值，其术后诊断是脓肿

注意点

手术、外伤、盆腔感染、子宫内膜异位症等原因造成腹膜吸收腹水能力低下，腹膜包裹囊肿常被认为是潴留性囊肿，多数情况下需要与淋巴管囊肿相鉴别。

异位妊娠

◆ 异位妊娠发生部位的频率差异

自然妊娠与辅助生殖技术（assisted reproductive technology，ART）妊娠中，异位妊娠的着床部位发生频率不同，但多数为输卵管（壶腹部）妊娠（图3-216）。

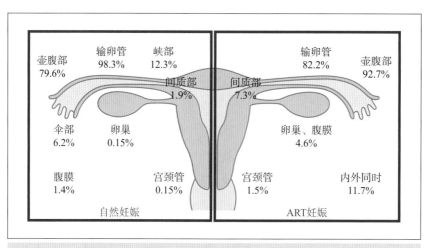

图3-216　异位妊娠发生部位的频率差别

异位妊娠的超声表现

- 子宫内未见孕囊声像（经腹超声检查可显示出5周的孕囊）。
- 子宫外的附件区出现"白戒指"伴孕囊或确认有胚胎心搏时异位妊娠的可能性大。
- 异位妊娠流产未破裂的病例，声像呈混合性肿块。
- 子宫腔内可见假孕囊。
- 直肠陷凹见无回声区提示腹腔内出血，未破裂病例也应考虑出血。

◆ 输卵管妊娠的临床

【发生率】

输卵管壶腹部妊娠居多，并可反复发生。

【原因】

输卵管炎，输卵管周围粘连，衣原体感染等。

【症状】

妊娠早期阴道出血并下腹痛。

病例15　36岁，输卵管妊娠（图3-217）

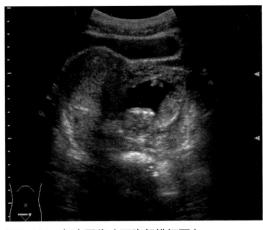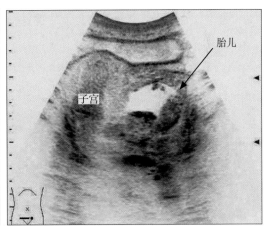

图3-217　超声图像（下腹部横切面）

主诉：下腹痛，既往有异位妊娠病史。

子宫内未见孕囊声像，子宫左侧见一孕囊，囊内见胎儿，头臀径长（CRL）50mm，有胎心搏动

病例16　27岁　输卵管妊娠（图3-218，图3-219）

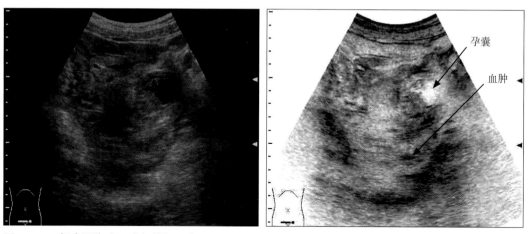

图3-218　超声图像（下腹部横切面）

主诉：下腹痛

子宫腔内未见明确孕囊，子宫左侧见一囊性肿块考虑为孕囊，直肠陷凹见积血声像

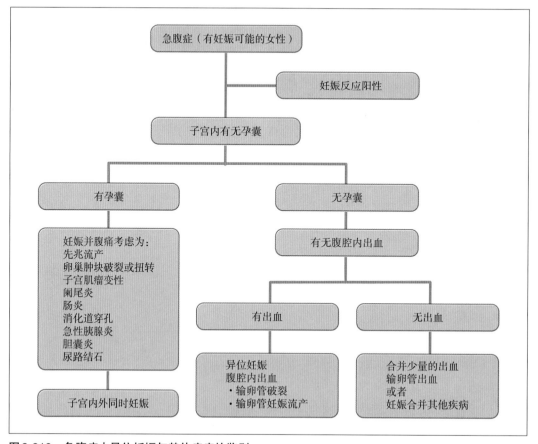

图3-219　急腹症中异位妊娠与其他疾病的鉴别

病例17 28岁 子宫内外同时妊娠（图3-220，图3-221）

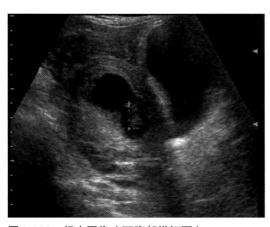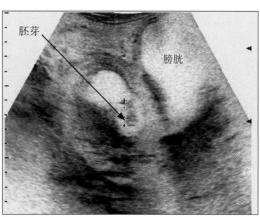

图3-220 超声图像（下腹部纵切面）

主诉：下腹痛

体外受精后妊娠。子宫内见头臀径（CRL）长12mm的胚芽，并确认有胎心搏动

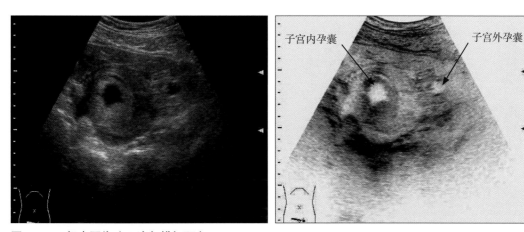

图3-221 超声图像（下腹部横切面）

妊娠子宫的左侧见实性肿块，中心部分呈囊性，内部未见胚芽声像，类孕囊回声疑为ART后的异位妊娠

注意点

有必要注意，体外受精后妊娠时，发生子宫内外同时妊娠的概率较高。

◆ 辅助生育技术（assisted reproductive technology，ART，图 3-222）

（1）显微镜下手术

- 显微镜下操作使卵子受精。

- 将1个精子直接注入卵细胞的胞质内：胞质内单精子注入法（intracytoplasmic sperm injection，ICSI）已经广泛开展。

（2）体外受精、胚胎移植（in vitro fertilization and embryo transfer，IVF-ET）

- 取卵后卵子在体外受精，培养后，将受精卵（胚胎）移植入子宫腔内。

（3）配子输卵管内移植（gamete intrafallopian transfer，GIFT）

- 取卵后将卵子和精子一起注入到输卵管内。

（4）人工授精

- 在排卵期将精子注入子宫内。

AIH（artificial insemination by husband）：配偶之间人工授精（注入丈夫的精子）。

AID（artificial insemination by donor）：非配偶者之间人工授精（注入非丈夫的精子）。

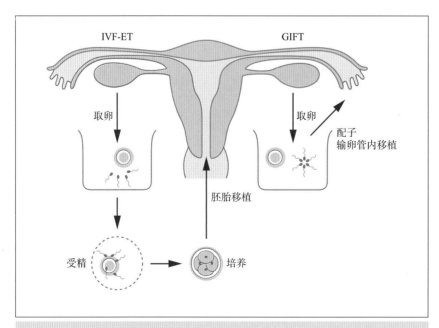

图3-222　体外受精、胚胎移植（IVF-ET）与配子输卵管内移植（GIFT）

腹膜、其他篇

腹膜假性黏液瘤

◆ 腹膜假性黏液瘤的临床

- 腹腔内充满大量明胶样物质的病理状态。

- 腹膜假性黏液瘤的原发病灶，一般是阑尾癌、卵巢囊腺癌等产生的黏蛋白。这些肿瘤破裂后，产生黏蛋白的癌细胞种植到腹膜并产生大量的黏蛋白，结果导致明胶样物质充满腹腔内，表现为腹膜假性黏液瘤的病理状态。

- 明胶样物质主要位于大网膜、小网膜、肠间隙、肝十二指肠间膜等的脂肪组织，黏蛋白粘连包裹，形成接近固体的块状黏蛋白结节。

- 有报道称，男性主要原发于阑尾，达73%，女性原发于卵巢约53%，原发于阑尾约20%。以往本病的就诊原因是腹胀，女性以卵巢肿瘤、男性以腹水的诊断下进行剖腹探查，但首次术后的诊断通常是假性黏液瘤。最近由于影像学诊断的进步，使其在术前就得以诊断。

病例1　52岁　腹膜假性黏液瘤（图3-223～图3-225）

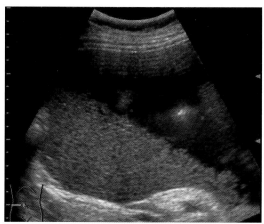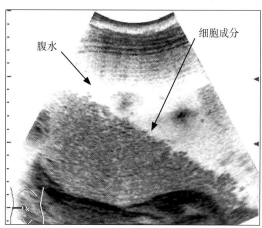

图3-223　超声图像（右侧腹部横切面）
大量腹水。腹水中见漂浮的颗粒状细胞成分，尤其是右侧腹部及盆腔内，可见颗粒状细胞成分堆积

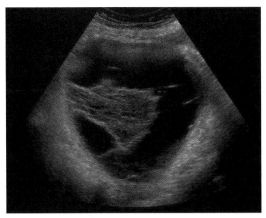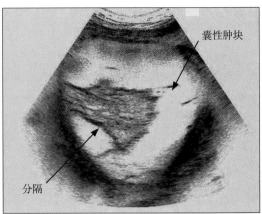

图3-224 超声图像（左上腹横切面）

左上腹见囊性肿块，内部可见分隔及实性部分

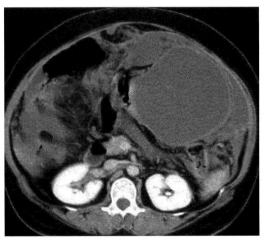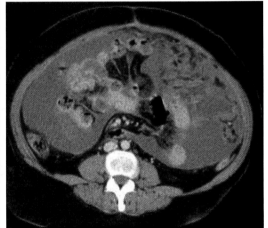

图3-225 CT造影图像

大量腹水，腹膜增厚，腹腔内颗粒状图像的浓度增高。肠管向中心部分集中，左上腹的囊性肿块提示黏蛋白结节形成的状态

病例2 75岁 腹膜假性黏液瘤（图3-226，图3-227）

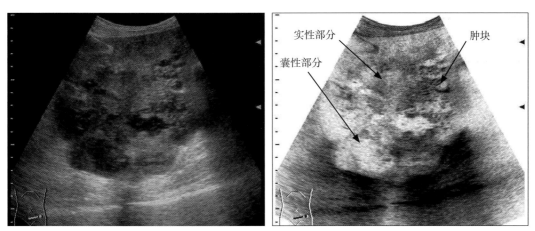

图3-226 超声图像（左下腹部横切面）
盆腔左侧被肿块占据，内由实性部分和囊性部分混合而成。声像上，怀疑为卵巢恶性肿瘤

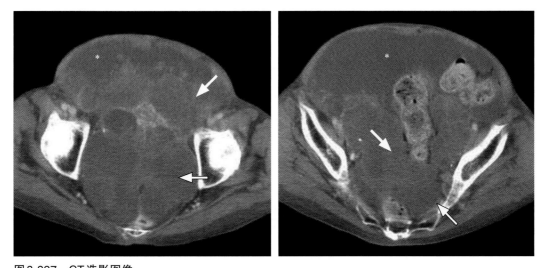

图3-227 CT造影图像
盆腔内及腹腔内见不均匀的低密度质地较软的肿块影散在分布（⇒），并可见大量腹水（*）。术后病理诊断为腹膜假性黏液瘤

腹膜间皮瘤——多房性间皮瘤

◆ 间皮瘤的临床

- 间皮瘤的发生部位多见于胸膜、腹膜，偶可见于心包膜、附睾上。

- 本病中的多房性间皮瘤，有好发于真骨盆的倾向。

- 发病原因：恶性间皮瘤与石棉暴露有关，良性间皮瘤与石棉暴露关系不大，有文献指出与开腹手术或子宫内膜异位症对盆腔炎症的慢性刺激有关。

- 多房性间皮瘤以中年女性多见，好发于盆腔，很少发生于上腹部、大网膜。

- 影像学诊断需要与囊性卵巢肿瘤、淋巴管囊肿、肠系膜囊肿等相鉴别，但是，多数情况鉴别困难。

病例3　28岁　多房性间皮瘤（图3-228）

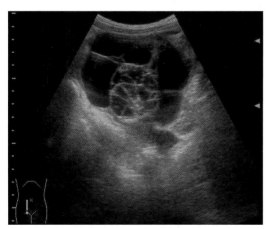 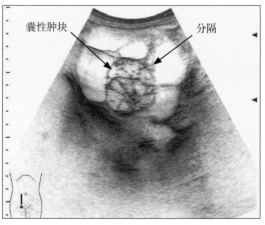

图3-228　超声图像（右下腹纵切面）
右下腹见囊性肿块，内见薄分隔。声像提示囊腺瘤可能。术后的病理组织学诊断为间皮瘤

卵巢肿块合并妊娠

病例4 妊娠7周 合并皮样囊肿

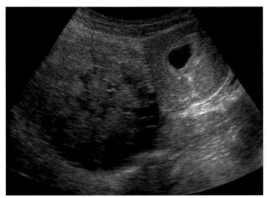
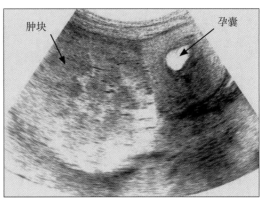

图3-229 超声图像（下腹部纵切面）

子宫内见孕囊声像，子宫上方见囊性肿块，内见散在高回声肿块

病例5 妊娠13周 黄素囊肿（图3-230）

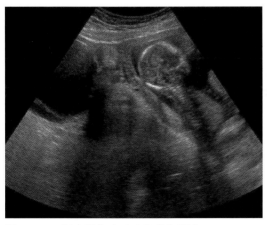
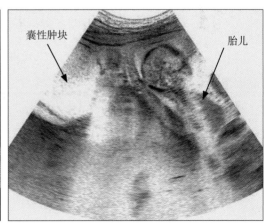

图3-230 超声图像（下腹部纵切面）

子宫内见胎儿声像，子宫上方见囊肿，内见菲薄分隔样回声

◆ 卵巢肿瘤合并妊娠

【种类】

- 最常见的是皮样囊肿，其次是良性肿瘤如浆液性囊腺瘤。
- 妊娠早期绒毛膜促性腺激素（hCG）分泌激增，可导致合并黄素化囊肿。

【经过】

- 黄素化囊肿会在妊娠12～14周逐渐缩小直至消失，大小多在6cm以下，重要的是，若上述肿块有增大趋势，有必要考虑浆液性囊腺瘤等肿块。
- 应注意皮样囊肿容易发生蒂扭转（妊娠时比非妊娠时更易发生）。
- 蒂扭转引起腹膜刺激症状造成先兆流产，也是早产的原因之一。
- 在分娩时，是引起阻碍产道、胎膜早破、胎位不正等的原因之一。
- 肿块直径在7cm以上，并有如下情况时，可以考虑手术。

（1）阻碍分娩可能性大。

（2）妊娠12周以后增大。

（3）影像学诊断怀疑为恶性肿块。

（4）蒂扭转、肿瘤破裂。

【超声诊断】

- 肿块大小不超过6cm的薄壁单房性囊肿，黄素化囊肿的可能性大。
- 超声检查需要鉴别肿瘤样病变与真性肿瘤，若是真性肿瘤，需要鉴别良性与恶性。
- 应注意妊娠中的子宫肌瘤可以发生退行性变，中心部分为无回声，容易与卵巢肿瘤混淆。

卵巢过度刺激综合征

◆ 卵巢过度刺激综合征（ovarian hyperstimulation syndrome，OHSS）的临床

【概念】

由于促排卵药物即促性腺激素的应用引起的并发症，伴随卵巢急速增大的急腹症样综合征。多囊卵巢综合征（polycystic ovary syndrome，PCOS）患者尤其高发。

【卵巢表现】

为多个黄体囊肿的集合体，囊肿大小2～5cm，卵巢整体大。

【发生原因】

hMG-hCG疗法中在使用hCG后（4～5天）发病。

【症状】

腹部膨胀、尿少、恶心、腹痛、腹水、胸腔积液、病情严重者可导致血栓形成和脑梗死。

病例6　36岁　卵巢过度刺激综合征（图3-231）

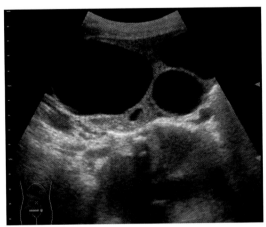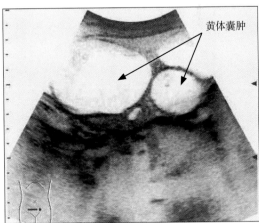

黄体囊肿

图3-231　超声图像（下腹部横切面）

不孕症，经hMG-hCG疗法和进行卵细胞胞质内单精子注入法（ICSI）后，主诉下腹痛，腹部胀满，呕吐来诊。可见多房性的黄体囊肿形成导致卵巢明显增大

◆ 卵巢过度刺激综合征（OHSS）严重程度分类

- OHSS的腹水被认为是含血浆成分的卵巢渗出液，卵巢的肿大程度决定腹水的增加情况。

- 卵巢的肿大和腹水的程度是判断OHSS严重程度的重要指标（表3-6）。

- 应注意明显脱水和胸腔积液和腹水的病例，严重者有死亡的可能。

表3-6　OHSS的严重程度分类

临床表现	1度	2度	3度a	3度b
腹部胀满	+	2＋	3＋	3＋
恶心呕吐	±	＋	2＋	3＋
胸腔积液、腹水	±	＋	2＋	3＋
卵巢肿大	＜6cm	＜12cm	≥12cm	≥12cm

资料来源：日本産科婦人科学会生殖・内分泌委員会（1999）より

◆ 多囊卵巢综合征（polycystic ovary syndrome，PCOS）

- 可有双侧卵巢增大、继发性闭经、不孕症等症状。

- 超声表现：卵巢内见散在的多个小囊，在卵巢周边规则地排列，故称为"项链征"。

黄素化过度反应

◆ 黄素化过度反应（黄素囊肿）的临床

- 两侧卵巢呈多发的卵泡膜黄素化囊肿，如OHSS样，卵巢显著肿大的疾病（OHSS是促排卵剂引起的医源性的黄素化过度反应）。

- 此现象与高hCG状态并对此高敏感性有关系，大部分是滋养细胞疾病或多胎妊娠的并发症。

- 多个卵泡发育胀大，卵泡的构成细胞卵泡膜细胞与颗粒细胞是黄素化的源头。

- 内部的囊肿大小比较均匀，以卵巢间质为中心，在周边呈车轮状排列。

- 合并妊娠的病例在分娩后6个月以内自然消退。

病例7　妊娠25周　黄素化过度反应（黄素囊肿，图3-232，图3-233）

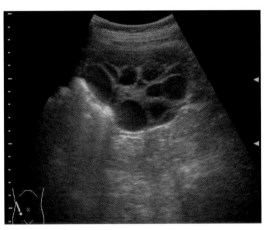
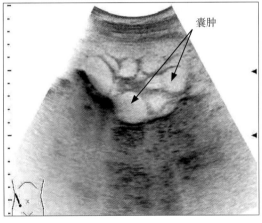

图3-232　超声图像（右侧腹部纵切面）
卵巢肿大，内部呈OHSS样，可见多个囊肿声像

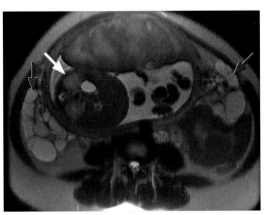

图3-233　MRI T$_2$加权像
盆腔的正中见胎儿（⇢），两侧卵巢呈对称性肿大，内部可见多发囊肿（⟶）

参考文献

［1］年森清隆，川内博人：カラー図解　人体の正常構造と機能　Ⅵ生殖器，日本医事新報社，2003.

［2］J. Langman 著，沢野十蔵訳：人体発生学—正常と異常，医歯薬出版，1967.

［3］平松祐司編：子宮筋腫の臨床，メジカルビュー，2008.

［4］Hdvig Hricak 著，杉村和朗訳：画像診断ポケットガイド婦人科 Top100 診断，メディカル・サイエンス・インターナショナル，2005.

［5］産婦人科　新画像診断，産科と婦人科，vol. 74，No. suppl，診断と治療社，2007.

［6］産婦人科診療における超音波診断のポイント，産科と婦人科，vol. 69，No. 11，診断と治療社，2002.

［7］倉智博久ほか：産婦人科学テキスト，中外医学社，2008.

［8］滝一郎監：婦人科腫瘍の臨床病理（改訂第 2 版），メジカルビュー，1992.

［9］今岡いずみ，田中優美子：婦人科 MRI アトラス，画像診断別冊 KEY BOOK シリーズ，秀潤社，2004.